慢阻肺社区综合干预实用手册

主编 陆 艳 林 滏

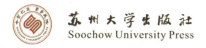

图书在版编目（CIP）数据

慢阻肺社区综合干预实用手册 / 陆艳，林盥主编． 苏州：苏州大学出版社，2024.9． -- ISBN 978-7-5672-4937-0

Ⅰ.R563.9-62

中国国家版本馆 CIP 数据核字第 2024AN4974 号

书　　名：慢阻肺社区综合干预实用手册
主　　编：陆　艳　林　盥
责任编辑：王晓磊
助理编辑：何　睿
装帧设计：吴　钰

出版发行：苏州大学出版社（Soochow University Press）
社　　址：苏州市十梓街 1 号　　　邮编：215006
网　　址：www.sudapress.com
E-mail：sdcbs@suda.edu.cn
印　　装：苏州工业园区美柯乐制版印务有限责任公司
邮购热线：0512-67480030　　　销售热线：0512-67481020
网店地址：https://szdxcbs.tmall.com/（天猫旗舰店）

开　　本：700 mm × 1 000 mm　1/16　印张：10.5　字数：195 千
版　　次：2024 年 9 月第 1 版
印　　次：2024 年 9 月第 1 次印刷
书　　号：ISBN 978-7-5672-4937-0
定　　价：49.00 元

凡购本社图书发现印装错误，请与本社联系调换。服务热线：0512-67481020

编写组

主编	陆 艳	林 盥
编者	陆 艳	苏州市疾病预防控制中心
	林 盥	苏州市立医院（东区）
	王临池	苏州市疾病预防控制中心
	沈腊梅	苏州市疾病预防控制中心
	黄春妍	苏州市疾病预防控制中心
	韦晓淋	苏州市疾病预防控制中心
	华钰洁	苏州市疾病预防控制中心
	金玲玲	苏州市疾病预防控制中心
	吴学飞	苏州市疾病预防控制中心
	崔俊鹏	苏州市疾病预防控制中心
	范 伟	苏州市疾病预防控制中心
	高玲琳	太仓市疾病预防控制中心
	李冰晖	张家港市疾病预防控制中心
	杨 梅	苏州市吴江区疾病预防控制中心
	顾思义	苏州市吴江区疾病预防控制中心
	郭 佳	鄂尔多斯市疾病预防控制中心

FOREWORD 前言

慢性阻塞性肺疾病（以下简称"慢阻肺"）是慢性呼吸系统常见病及多发病，主要特征为患者的肺功能进行性减退，且常合并多种并发症，严重影响患者生活质量。我国慢阻肺患者人数约1亿，慢阻肺已经成为继高血压、糖尿病之后的又一重大慢性疾病。由于我国人口期望寿命的增加以及老龄化的加剧，慢阻肺的疾病负担问题将愈发严重。

我国慢阻肺的早期识别能力欠缺，其漏诊率较高，当患者出现呼吸困难等明显症状再行干预则为时已晚，早期干预对慢阻肺患者的预后极其重要。随着我国医疗体制改革的不断深入，利用社区这个平台，针对中老年慢阻肺高危人群及慢阻肺患者积极开展综合干预，可有效降低慢阻肺的患病风险；及时发现轻症慢阻肺患者，早期干预，可减缓疾病进展；社区综合干预亦可降低慢阻肺患者急性加重的发生频次、程度和持续时间，降低医疗和经济负担，提高患者生活质量，降低过早死亡率。慢阻肺是《健康中国行动（2019—2030年）》及《中国防治慢性病中长期规划（2017—2025年）》中慢性呼吸系统疾病防治行动的重点内容。因此，加强慢阻肺的预防与控制是重要的民生工程，也是和谐社会和健康策略的重要体现。

本书围绕慢阻肺的筛查和干预管理分上下篇展开全面阐述。上篇为慢阻肺社区综合干预，下篇为慢阻肺自我管理小组活动指导，共计十九个章节，包括慢阻肺的定义和发生情况、危险因素、临床表现及合并症、急性加重、预防、治疗方法，慢阻肺高危人群和患者的社区筛查及诊断、健康管理，慢阻肺社区综合干预人员培训和综合干预成效评估等内容。

本书由苏州市疾病预防控制中心、张家港市疾病预防控制中心、太仓市疾病预防控制中心、苏州市吴江区疾病预防控制中心联合苏州市立医院东区临床医生共同编写。

本书内容简明扼要，既有理论性，又有实用性，部分章节还配有插图，是广大基层医生和慢阻肺患者的工具书，可供卫生行政部门、疾控中心慢性病防控人员、社区医护人员在开展慢阻肺社区综合防控工作时参考，也适合社区慢性病患者和慢阻肺高危人群阅读。知识的发展是永恒的，我们对知识的理解和掌握永远是不足的，我们一直为编好这本综合干预实用手册在努力、在改进，书中不妥之处在所难免，敬请广大读者批评指正。

编者

2024 年 8 月

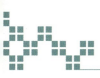

CONTENTS 目录

上篇
慢阻肺社区综合干预

第一章　慢阻肺的定义和发生情况　　003
　一、慢阻肺的定义　　003
　二、慢阻肺的流行情况与危害　　003

第二章　慢阻肺的危险因素　　005
　一、个体因素　　005
　二、环境因素　　006

第三章　慢阻肺的临床表现及合并症　　008
　一、慢阻肺的临床表现　　008
　二、慢阻肺的合并症　　010
　三、慢阻肺的综合评估　　014

第四章　慢阻肺的急性加重　　016
　一、慢阻肺急性加重的早期识别　　016
　二、慢阻肺的急性加重及重症危害　　018

第五章　慢阻肺的预防　　021
　一、健康教育　　021
　二、运动锻炼　　024
　三、疾病预防　　032

第六章　慢阻肺的治疗方法　　036
　一、药物治疗　　036

二、非药物治疗　　　　　　　　　　　　　　　　040
三、康复治疗　　　　　　　　　　　　　　　　　045

第七章　慢阻肺高危人群和患者的社区筛查及诊断　　050
一、慢阻肺高危人群筛查的方法和流程　　　　　　050
二、肺功能检查操作规范　　　　　　　　　　　　052
三、慢阻肺的诊断标准　　　　　　　　　　　　　053
四、慢阻肺高危人群和患者的发现途径　　　　　　056
五、慢阻肺高危人群和患者的信息收集　　　　　　057

第八章　慢阻肺高危人群和患者的健康管理　　　　060
一、健康管理模式　　　　　　　　　　　　　　　060
二、高危人群的干预方法　　　　　　　　　　　　060
三、高危人群及患者随访服务记录表和填报说明　　063

第九章　慢阻肺社区综合干预人员培训　　　　　　065
一、目的　　　　　　　　　　　　　　　　　　　065
二、培训对象　　　　　　　　　　　　　　　　　066
三、培训内容　　　　　　　　　　　　　　　　　066
四、组织形式　　　　　　　　　　　　　　　　　066

第十章　慢阻肺社区综合干预成效评估　　　　　　068
一、评估目的　　　　　　　　　　　　　　　　　068
二、评估指标　　　　　　　　　　　　　　　　　068
三、评估的实施　　　　　　　　　　　　　　　　068
四、定性评估参考方案　　　　　　　　　　　　　069

下篇
慢阻肺自我管理小组活动指导

第十一章　慢阻肺自我管理介绍　　　　　　　　　073
一、概述　　　　　　　　　　　　　　　　　　　073
二、慢阻肺自我管理小组活动组织实施　　　　　　073

第十二章　第1次小组活动（干预第1周）　　　　　　　　077
活动1　相互认识、组成团队　　　　　　　　　　　　　　078
活动2　介绍活动设计理念、目标和管理制度　　　　　　　079
活动3　学习吸入装置使用和肺功能检测　　　　　　　　　082
活动4　学习心理管理相关知识　　　　　　　　　　　　　082
活动5　学习放松训练方法　　　　　　　　　　　　　　　084
活动6　制订一周行动计划　　　　　　　　　　　　　　　084
活动7　总结　　　　　　　　　　　　　　　　　　　　　086

第十三章　第2次小组活动（干预第2周）　　　　　　　　088
活动1　开场和回顾　　　　　　　　　　　　　　　　　　088
活动2　分享上周行动计划完成情况　　　　　　　　　　　089
活动3　学习慢阻肺的危险因素和预防措施　　　　　　　　090
活动4　分析自身危险因素　　　　　　　　　　　　　　　091
活动5　学习呼吸训练动作　　　　　　　　　　　　　　　092
活动6　制订一周行动计划　　　　　　　　　　　　　　　093
活动7　总结　　　　　　　　　　　　　　　　　　　　　094

第十四章　第3次小组活动（干预第3周）　　　　　　　　096
活动1　开场和回顾　　　　　　　　　　　　　　　　　　096
活动2　分享上周行动计划完成情况　　　　　　　　　　　097
活动3　学习慢阻肺的临床表现和治疗方法　　　　　　　　097
活动4　学习上肢训练动作　　　　　　　　　　　　　　　098
活动5　制订一周行动计划　　　　　　　　　　　　　　　101
活动6　总结　　　　　　　　　　　　　　　　　　　　　102

第十五章　第4次小组活动（干预第4周）　　　　　　　　103
活动1　开场和回顾　　　　　　　　　　　　　　　　　　103
活动2　分享上周行动计划完成情况　　　　　　　　　　　104
活动3　学习慢阻肺急性加重的早期识别　　　　　　　　　104
活动4　学习下肢训练动作　　　　　　　　　　　　　　　105
活动5　制订一周行动计划　　　　　　　　　　　　　　　106
活动6　总结　　　　　　　　　　　　　　　　　　　　　106

第十六章　第5次小组活动（干预第5周）　　108
活动1　开场和回顾　　108
活动2　分享上周行动计划完成情况　　109
活动3　学习慢阻肺的三级预防和免疫预防知识　　109
活动4　复习下肢训练动作　　111
活动5　学习排痰训练方法　　111
活动6　制订一周行动计划　　112
活动7　总结　　113

第十七章　第6次小组活动（干预第6周）　　115
活动1　开场和回顾　　115
活动2　分享上周行动计划完成情况　　116
活动3　健身运动：八段锦　　116
活动4　制订一周行动计划　　119
活动5　总结　　120

第十八章　第7次小组活动（干预第7周）　　121
活动1　开场和回顾　　121
活动2　分享上周行动计划完成情况　　122
活动3　建立积极的想法　　122
活动4　保持心情愉快的方法　　123
活动5　寻找社会支持　　124
活动6　学会用"我"语句表达　　125
活动7　学会放松　　125
活动8　制订一周行动计划　　126
活动9　总结　　127

第十九章　第8次小组活动（干预第8周）　　129
活动1　开场和回顾　　129
活动2　分享上周行动计划完成情况　　130
活动3　学习慢阻肺的急性加重、重症危害　　130
活动4　全部课程总结　　131
活动5　结课仪式　　131

参考文献　　132
附录　　134

上篇

慢阻肺社区综合干预

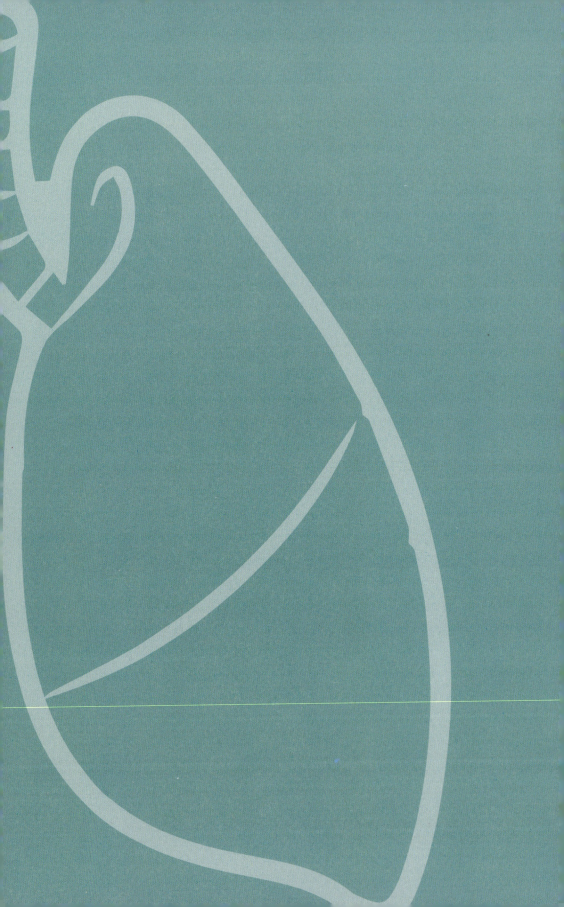

第一章
慢阻肺的定义和发生情况

一、慢阻肺的定义

慢阻肺（chronic obstructive pulmonary disease，COPD）是一种异质性肺部状态，以慢性呼吸道症状（呼吸困难、咳嗽、咳痰）为特征，是由气道异常（支气管炎、细支气管炎）和/或肺泡异常（肺气肿）导致的持续性（常为进展性）气流阻塞。

二、慢阻肺的流行情况与危害

阻塞性肺疾病负担倡议计划使用标准化的方法，包括问卷调查以及使用支气管舒张剂前后的肺活量测定，以评估全球≥40岁人群中慢阻肺的患病率和患病风险，结果显示：慢阻肺的总体患病率中男性为11.8%，女性为8.5%，从不吸烟的人中慢阻肺的患病率仅为3%~11%。一项2018年中国成人肺部健康研究调查结果显示，我国20岁及以上成人慢阻肺患病率为8.6%，40岁以上人群患病率高达13.7%，全国总患病人数约1亿。

根据全球疾病负担研究估计，2019年全球慢阻肺患病人数、死亡人数、伤残调整寿命年（disability-adjusted life years，DALY）分别为21 233.60万人年、328.06万人年、7 443.24万人年，年龄标化患病率、死亡率、DALY率分别为2 638.20/10万、42.52/10万、926.08/10万。与1990年相比，2019年全球慢阻肺标化患病率、死亡率和DALY率有所下降，但是患病人数、死亡人数以及DALY均有所增加。吸烟、大气颗粒物污染以及颗粒物、气体和烟雾的职业暴露是导致慢阻肺疾病负担的主要因素。全球超过四分之三的慢阻肺病例发生在中低收入国家，随着期望寿命增加、人口老龄化加剧，这些国家的慢阻肺疾病负担将会更加沉重。根据全国死因监测系统数据显示，2021年中国慢阻肺死亡人数为12.44万人，死亡率为46.42/10万，慢阻肺死亡率男性（56.16/10万）高于女性（36.37/10万），农村（51.93/10万）高于城市（35.85/10万），西部地区（74.71/10万）高于中部地区（39.55/10万）

和东部地区（33.43/10万）。

此外，慢阻肺与巨大的经济负担有关。在欧盟，呼吸系统疾病的总直接成本估计约占年度医疗保健预算总额的6%，其中慢阻肺的成本占呼吸系统疾病成本的56%（386亿欧元）。慢阻肺的恶化在慢阻肺对医疗系统造成的总负担中所占比例最大。慢阻肺已成为第三大常见慢性病，造成重大疾病负担，严重危害居民健康。

第二章
慢阻肺的危险因素

一、个体因素

(一) 遗传因素

既往的研究显示,慢阻肺的遗传风险因素是 *SERPINA1* 基因突变,导致 $α_1$ 抗胰蛋白酶($α_1$-antitrypsin,AAT)的遗传性缺陷,其中 AAT 是一种主要的丝氨酸蛋白酶循环抑制物。虽然 AAT 缺乏症只与世界上一小部分人口有关,但它说明了基因和环境暴露之间的相互作用,这些基因和环境暴露使个人容易患上慢阻肺。

到目前为止,已经确定了数百个与肺功能降低和慢阻肺风险相关的遗传变异,包括编码基质金属蛋白酶 12(matrix metallopeptidase 12,MMP12)、谷胱甘肽 S 转移酶、α-烟碱型乙酰胆碱受体和刺猬因子相互作用蛋白的基因。然而,它们的个体效应规模很小,仍然不确定这些基因是直接导致慢阻肺还是仅仅是其他原因基因的标记。

(二) 年龄和性别

年龄通常被列为慢阻肺的危险因素,因为随着年龄的增长,肺功能会出现生理性下降。然而,目前尚不清楚正常的衰老是否会导致慢阻肺,或者年龄是否可以反映一生累积暴露的总和。一项前瞻性研究表明,慢阻肺患者的端粒加速缩短(加速衰老的标志)与肺部气体交换的进行性恶化、肺过度膨胀和肺外病变之间存在关联。此外,在这一观察时间内,持续较短的端粒增加了全因死亡的风险。过去,大多数研究报告慢阻肺的患病率和死亡率呈现男性高于女性的特征。而如今,来自发达国家的数据显示,可能由于吸烟模式的改变,慢阻肺的患病率在男性和女性中几乎相等。尽管这一结论仍然存在争议,但一些研究表明,女性可能比男性更容易受到吸烟的有害影响。

(三) 肺生长发育

出生时,肺还没有完全发育。随着年龄增大到 20~25 岁(女性较早)时肺功能达到峰值，随后是相对较短的平台期，最后是由生理性肺老化导致的轻度肺功能下降。这种正常的肺功能轨迹可以发生在妊娠、分娩、儿童和青春期等影响肺生长的多个阶段。在三个独立的纵向队列中的一项研究发现，大约50%的患者由于第1秒用力呼气容积（forced expiratory volume in one second，FEV_1）随时间的加速下降而患上慢阻肺，而另外50%的患者由于肺生长发育异常而患上慢阻肺。

二、环境因素

（一）烟草

吸烟是慢阻肺的关键环境风险因素，与不吸烟的人相比，吸烟者的呼吸道症状和肺功能异常的发生率更高，FEV_1的年降幅更大，慢阻肺的死亡率更高。其他类型的烟草（如烟斗、雪茄、水烟）和大麻也是慢阻肺的危险因素。被动暴露在香烟烟雾中，被称为环境烟草烟雾（environment tobacco smoke，ETS），也可能导致呼吸道症状和慢阻肺。怀孕期间吸烟会对胎儿构成风险，因为它影响了胎儿的肺部生长和发育，并可能通过诱导特定的表观遗传变化来启动免疫系统。

（二）燃料烟雾

木柴、动物粪便、作物秸秆和煤，通常在明火或功能不佳的炉子中燃烧，可能会导致非常高的家庭空气污染水平，家庭空气污染暴露与低收入国家人群患慢阻肺的风险增加相关。全球近30亿人使用生物质和煤炭作为做饭、取暖和其他家庭需求的主要能源，因此，全世界面临此风险的人口非常多。

（三）空气污染

空气污染物通常由颗粒物（particulate matter，PM）、臭氧、氮或硫的氧化物、重金属和其他温室气体组成，是导致慢阻肺的全球主要原因，在低收入和中等收入国家，约50%的慢阻肺可归因于空气污染。在从不吸烟的人中，空气污染是慢阻肺的首要已知风险因素。空气污染对个人的呼吸风险是剂量依赖的，没有明显的"安全"阈值。即使在环境空气污染水平较低的国家，长期暴露在$PM_{2.5}$和二氧化氮中也会显著损害儿童的肺发育，加速成人的肺功能衰退，增加患慢阻肺的风险。因此，减少室内和室外空气污染是预防和管理慢阻肺的关键策略。

（四）职业暴露

职业暴露，包括有机和无机粉尘、化学制剂和烟雾，是导致慢阻肺的一个被低估的环境风险因素，吸入高剂量杀虫剂的患者更容易发生呼吸道症状、呼吸道阻塞，有更高的慢阻肺发生率。一项基于人群的英国生物库队列研究发现，包括雕刻工、园丁和仓库工人在内的职业与慢阻肺风险增加有关。一项横断面观察研究表明，暴露于工作场所粉尘和烟雾不仅与气流阻塞和呼吸道症状增加有关，还与肺气肿和气体滞留增加有关。总体而言，职业暴露在慢阻肺的症状或功能损害的影响因素中占 10%～20%。

第三章
慢阻肺的临床表现及合并症

一、慢阻肺的临床表现

（一）症状

1. 呼吸困难

呼吸困难是慢阻肺的主要症状，也是与疾病相关的残疾和焦虑的主要原因之一。呼吸困难包括感觉成分和情感成分。典型的慢阻肺患者将其呼吸困难描述为呼吸困难的感觉，如呼吸困难、胸闷、"空气饥饿"或喘息感。然而，用于描述呼吸困难的术语可能因个体和文化而异。呼吸困难在气流阻塞的所有阶段都非常普遍，尤其发生在劳累或体力活动期间。据报道，在初级保健中确诊的慢阻肺患者中，超过40%的人出现中到重度呼吸困难。呼吸困难是复杂的，其发病可能涉及多种机制，包括气流阻塞和肺过度充气导致的呼吸力学障碍、气体交换异常、与解除条件有关的外周肌肉功能障碍（在一些患者中还有全身炎症）、心理困扰、呼吸功能障碍。

2. 慢性咳嗽

慢性咳嗽通常是慢阻肺的首发症状，患者经常认为这是吸烟和/或环境暴露的预期后果。最初，咳嗽可能是间歇性的，但随后可能每天都会出现，通常全天都有。慢阻肺患者的慢性咳嗽可能是无效的，可能会出现明显的气流阻塞。重度慢阻肺患者咳嗽时的晕厥可能是由于长时间咳嗽时胸腔内压迅速升高。咳嗽也可能导致肋骨骨折，但有时是没有症状的。

3. 咳痰

慢阻肺患者通常会在咳嗽时排出少量顽固性的痰。咳出大量痰的患者可能有潜在的支气管扩张。脓痰的存在反映了炎性介质的增加。

4. 喘息和胸闷

吸气和/或呼气时喘息和胸闷，可能会在一天内不同过程中有所不同。听诊时可闻及广泛的吸气或呼气性喘鸣。胸闷通常是在劳累之后发生的，局部性差，可能是由肋间肌肉等长收缩引起的。

5. 疲劳

疲劳是一种劳累或疲惫的主观感觉，是慢阻肺患者最常见和最痛苦的症状之一。慢阻肺患者将其疲劳描述为"全身疲倦"或"精疲力竭"的感觉。疲劳影响患者进行日常生活活动的能力和生活质量。

6. 其他

体重减轻、肌肉重量减轻和厌食是严重及非常严重的慢阻肺患者的常见问题。它们对预后很重要，也可以是其他疾病，如结核病或肺癌的征兆。脚踝肿胀可能提示存在肺源性心脏病。在获取病史时，抑郁和/或焦虑的症状值得具体询问，因为它们在慢阻肺中很常见，与较差的健康状况、恶化的风险增加和紧急入院有关，但心理问题是可以通过询问发现并治疗的。

（二）并发症表现

1. 心力衰竭和心律失常

慢阻肺并发慢性肺源性心脏病失代偿时，可出现食欲不振、腹胀、下肢（或全身）水肿等体循环淤血相关的症状。

2. 呼吸衰竭

呼吸衰竭多见于重症慢阻肺或急性加重的患者，由于通气功能严重受损而出现显著的低氧血症和二氧化碳潴留（Ⅱ型呼吸衰竭），此时患者可有明显发绀和严重呼吸困难；当二氧化碳严重潴留，发生呼吸性酸中毒失代偿时，患者可出现行为怪异、谵妄、嗜睡，甚至昏迷等肺性脑病的症状。

3. 自发性气胸

自发性气胸多表现为突然加重的呼吸困难、胸闷和/或胸痛，可伴有发绀等症状。肺部叩诊呈鼓音，听诊呼吸音减弱或消失，胸部 X 线检查可诊断。

4. 肺血栓栓塞

慢阻肺是肺血栓栓塞（pulmonary thromboembolism，PTE）的重要危险因素之一，在住院治疗的慢阻肺急性加重期（acute exacerbation of chronic obstructive pulmonary disease，AECOPD）患者中尤为突出。AECOPD 患者 PTE 的发病率为 5.9%~16.1%。未经治疗的 PTE 患者病死率约为 30%。AECOPD 并发 PTE 的诊断和治疗都比较困难，对可疑患者须同时处理 AECOPD 和 PTE。

5. 肺动脉高压

AECOPD 患者出现双下肢对称性水肿、肺动脉瓣听诊区第二心音亢进、第三心音、收缩期三尖瓣杂音等体征支持肺动脉高压的诊断。心电图可见右心室增大、肥厚、电轴右偏的图形；胸部 CT 显示右下肺动脉干增粗、肺动脉与主动脉直径比＞1 的征象；血浆脑钠肽（brain natriuretic peptide，BNP）和氨基末端脑钠肽原（N-terminal pro-brain natriuretic peptide，NT-proBNP）升高，有助于 AECOPD 合并肺动脉高压的诊断。受肺气肿影响，38% 的慢阻肺患者能够通过检测三尖瓣反流峰值流速估测肺动脉收缩压，但超声心动图对晚期慢阻肺肺动脉压评估可靠性较低。

（三）体征

慢阻肺的早期体征不明显，随着疾病进展，胸部体检可出现以下体征。

（1）视诊：胸廓前后径增大、剑突下胸骨下角（腹上角）增宽；呼吸变浅、呼吸频率增快、呼气时相延长、辅助呼吸肌（如斜角肌和胸锁乳突肌）参与呼吸运动，重症患者可见胸腹呼吸矛盾运动，部分患者在呼吸困难加重时采用缩唇呼吸方式和/或前倾体位；合并低氧血症时可见患者黏膜和皮肤发绀。

（2）触诊：可有剑突下心脏抬举感等。

（3）叩诊：胸部叩诊可呈过清音，心浊音界缩小，肺肝界降低。

（4）听诊：双肺呼吸音减低，呼气延长，可闻及干啰音或哮鸣音和/或湿啰音；心音遥远，剑突下心音较清晰、响亮。

此外，合并肺心病时患者可见下肢水肿、腹水和肝脏肿大伴压痛等体征；合并肺性脑病时偶可引出神经系统病理体征。

二、慢阻肺的合并症

（一）心血管疾病

1. 缺血性心脏病

慢阻肺急性加重期间及急性加重后至少 90 天内，合并缺血性心脏病的高风险患者发生心血管事件（死亡、心肌梗死、卒中、不稳定型心绞痛、短暂性脑缺血发作）的风险增加。慢阻肺急性加重住院治疗与急性心肌梗死、缺血性卒中和颅内出血 90 天病死率相关。单纯肌钙蛋白异常的患者短期（约 30 天）和长期死亡风险增加。慢阻肺患者缺血性心脏病的治疗，应按照缺血性心脏病指南进行，无论是治疗心绞痛或是心肌梗死，高选择性 β_1 受体阻滞剂治疗是安全的，如有应用指征，则获益多于潜在风险，同时亦应遵循慢阻肺的治疗常规。合并不稳定型心绞痛时应避免使用高剂量的 β_2 受体激动剂。

2. 心力衰竭

慢阻肺患者收缩性或舒张性心力衰竭的患病率为 20%～70%，年发病率为3%~4%。心力衰竭加重须与慢阻肺急性加重进行鉴别，合并慢阻肺常是急性心力衰竭患者住院的原因。对于接受长效支气管舒张剂治疗的慢阻肺患者，如呼吸困难无明显好转，应注意心力衰竭的可能。

3. 心房颤动

尽管支气管舒张剂为潜在的致心律失常药物，但现有证据显示，应用长效β受体激动剂（long-acting beta-agonist，LABA）和长效胆碱能拮抗剂（long-acting antimuscarinic antagonist，LAMA）等总体安全性良好。在使用短效$β_2$受体激动剂（short-acting beta2-agonist，SABA）和茶碱时仍需谨慎，因其可能诱发心房颤动，不利于控制心室率。

4. 高血压

高血压是慢阻肺患者最常见的合并症，对疾病进展有较大影响。慢阻肺患者高血压的治疗，应按照高血压指南进行，可选用高选择性$β_1$受体阻滞剂，不会改变LABA疗效或增加心血管疾病风险，同时亦应遵循慢阻肺指南的治疗常规。

5. 外周动脉疾病

外周动脉疾病（peripheral arterial disease，PAD）指动脉粥样硬化导致的下肢动脉闭塞，常伴发冠状动脉粥样硬化性心脏病，并且可能对慢阻肺患者日常活动和生活质量有显著影响。在包含各种严重程度慢阻肺患者的大规模队列研究中，8.8%的患者被诊断患有此类疾病，患病率高于无慢阻肺的对照组（1.8%）。合并PAD的慢阻肺患者日常活动和健康状况更差。对于有血管疾病风险的慢阻肺患者，临床医生应考虑PAD诊断，从而全面了解其功能受损情况。

（二）骨质疏松症

骨质疏松症是慢阻肺的主要合并症之一，与健康状况和预后差相关，但临床上常存在诊断不足。骨质疏松症与肺气肿、低体重指数相关。全身应用激素治疗会显著增加骨质疏松症的风险，应尽量避免在慢阻肺急性加重时反复使用全身激素治疗。

（三）焦虑和抑郁

焦虑和抑郁是慢阻肺的重要合并症，常发生于年轻女性、吸烟、FEV_1较低、咳嗽、圣乔治呼吸问卷评分较高及合并心血管疾病的患者。抑郁与较差的健康状况、急性加重风险增加和急诊入院相关。应分别按照焦虑、抑郁及慢阻肺指南进行常规治疗，肺康复可以改善患者焦虑和抑郁症状，而抑郁情绪是肺康复计划中断的一个危险因素。

（四）肺癌

肺气肿和肺癌的相关性高于气流受限和肺癌的相关性，同时具有肺气肿和气流受限者肺癌风险最大，而高龄和大量吸烟史会进一步增大风险。肺癌发生的常见危险因素包括：①年龄＞55 岁；②吸烟史＞30 包年；③胸部 CT 检查发现肺气肿；④存在气流限制 1 秒率（FEV_1/FVC）＜0.7；⑤肺癌家族史。低剂量胸部 CT 筛查可及时发现早期肺癌，可作为改善肺癌长期生存率的潜在措施。

（五）代谢综合征与糖尿病

慢阻肺可累及全身器官，糖尿病和代谢综合征是其重要的合并症。糖尿病和代谢综合征使慢阻肺病情复杂，急性加重及住院次数增多，死亡率增加。糖尿病患者在急性应激时，容易发生代谢紊乱，使病情迅速恶化，此时，不论哪一类型的糖尿病，也不论应用哪一类药物，均应按实际需要使用胰岛素治疗以度过急性期。

（六）胃食管反流

胃食管反流（gastroesophageal reflux，GER）是慢阻肺急性加重的独立危险因素，其机制仍未阐明。质子泵抑制剂常用于 GER 的治疗。一项小规模单盲研究显示，质子泵抑制剂可以降低急性加重的风险，但它们预防急性加重的价值仍存在争议。慢阻肺合并 GER 最有效的治疗方法仍有待明确。

（七）支气管扩张

慢阻肺患者进行胸部 CT 检查常显示以往未发现的支气管扩张，多为轻度的柱状支气管扩张，囊状支气管扩张不常见。慢阻肺患者合并影像性支气管扩张的患病率报道不一，介于 4%～69%。研究发现，合并支气管扩张与慢阻肺急性加重病程延长、气道铜绿假单胞菌定植、病死率升高相关。慢阻肺患者支气管扩张的治疗，应按照相应的指南常规进行。对于慢阻肺的治疗，有些患者可能需要更积极的、疗程更长的抗生素治疗。对于存在细菌定植或反复下呼吸道感染的患者，需要关注吸入型糖皮质激素（inhaled corticosteroids，ICS）治疗与肺炎的关系，权衡利弊来决策是否应用。

（八）阻塞性睡眠呼吸暂停

慢阻肺患者阻塞性睡眠呼吸暂停（obstructive sleep apnea，OSA）的患病率为20%~55%，中重度慢阻肺患者OSA患病率可高达65.9%，当两者并存时称为重叠综合征（overlap syndrome，OS）。OS患者较单纯慢阻肺或单纯OSA患者睡眠时的血氧下降更频繁，出现低氧血症和高碳酸血症的睡眠时间比例更长，心律失常更频繁，更易发展为肺动脉高压，并发慢性呼吸衰竭和心功能不全。OSA作为慢阻肺的合并症之一，对慢阻肺的病理变化、气道炎症和全身炎症、慢阻肺急性加重发生频率、治疗选择和预后均有影响。应常规进行睡眠问卷筛查，如STOP-bang问卷、睡眠监测仪评估夜间低氧和低通气。对于OS患者，治疗慢阻肺或者OSA中的一种疾病，对另一种疾病的影响尚无明确结论。对于以慢阻肺为主的OS患者，建议在慢阻肺治疗基础上给予无创正压通气治疗。对伴有日间高碳酸血症的OS患者进行双水平正压通气治疗，可改善日间二氧化碳分压水平，提高生活质量，降低病死率。

（九）牙周炎和牙齿卫生

慢阻肺与牙周炎之间的相关性主要见于牙科文献，其显示牙周炎和慢阻肺之间具有相似的异常中性粒细胞功能的病理生理学特征，尤其与AAT缺乏存在相关性时。因慢阻肺在急诊室就诊的次数越多，患牙周炎的风险就越高。对常见牙周病原体的高抗体水平与慢阻肺的轻度急性加重相关。在最近的一项系统回顾中，低至中度证据表明，在慢阻肺和慢性牙周炎患者中，牙周治疗与肺功能下降缓慢、降低急性加重频率和较少使用医疗资源相关。牙周炎在慢阻肺中常见，经常需要单独治疗，这可能使急性加重减少。

（十）贫血

慢阻肺患者贫血的发生率为7.5%~34%。慢阻肺和贫血患者一般年龄较大，较常见心血管合并症，呼吸困难加重，生活质量较差和气流阻塞，运动能力降低，重度急性加重风险升高，死亡率较高。慢性疾病所致贫血是慢阻肺中最常见的类型，其次是缺铁性贫血，主要与慢性全身炎症和铁利用受损相关。贫血已被确定是慢阻肺的一个重要合并症，可行血红蛋白评估，特别是对严重受累的患者。如果诊断为贫血，则根据适当的临床指南系统地寻找病因，并开展针对性的治疗。

（十一）红细胞增多症

长期以来，继发性红细胞增多症被认为是慢阻肺的常见合并症。据报道，其在门诊慢阻肺患者中发生率为 6%～10.2%（定义为男性血红蛋白 ≥ 17 g/dL，女性 ≥ 15 g/dL）。慢阻肺患者的继发性红细胞增多症可能与肺动脉高压、静脉血栓栓塞和死亡率相关。然而，这些发现应该谨慎地解释，因为继发性红细胞增多症可能与出现严重未纠正的低氧血症相关，低氧血症是慢阻肺死亡率的预测因子，也与伴随间质性肺病或肺血管病相关。在慢阻肺中，如果出现继发性红细胞增多症，应进行仔细评估，以确定未纠正的低氧血症或排除存在需要特殊干预的任何合并症。

（十二）衰弱

衰弱可被定义为五种因素的存在：虚弱、缓慢、疲惫、体力活动降低和意识不到的体重减轻。在任何老年人群中，越来越多的人将共患多种疾病，其定义为存在两个或两个以上的慢性疾病，而慢阻肺作为共患疾病的一部分，存在于大多数多种共患疾病中。多种共患疾病患者具有多种疾病引起的症状，因此其症状和体征较为复杂，并且在慢性病情和急性事件中常可归因于多种病因。由于这些患者经常接触到难以耐受的多种药物，因此治疗方法应保持简单。

三、慢阻肺的综合评估

（一）症状评估

可采用改良版英国医学研究委员会（modified British Medical Research Council，mMRC）呼吸困难问卷对呼吸困难严重程度进行评估（附表 1-1），或采用慢阻肺患者自我评估测试（COPD assessment test，CAT）进行综合症状评估（附表 1-2）。

（二）肺功能评估

可按照慢性阻塞性肺疾病全球倡议（global initiative for chronic obstructive lung disease，GOLD）标准进行分级，根据气流受限严重程度进行肺功能评估，即以 FEV_1 占预计值的百分比为分级标准。慢阻肺患者根据气流受限程度分为 1～4 级（附表 1-3）。

（三）急性加重风险评估

慢阻肺急性加重可分为轻度（仅需要短效支气管舒张剂治疗）、中度（使用短效支气管舒张剂并加用抗生素和/或口服糖皮质激素治疗）和重度（需要住院或急诊、ICU治疗）。急性加重风险评估依据前一年的急性加重次数，若上一年发生2次及以上中或重度急性加重，或者1次及以上因急性加重住院，评估为急性加重的高风险人群。未来急性加重风险的预测因素主要为既往急性加重史，其他可参考症状、肺功能、嗜酸性粒细胞计数等。

（四）稳定期评估

慢阻肺患者稳定期评估主要从以下四个方面进行：①气流受限的严重程度；②当前症状的性质和严重程度；③既往中重度慢阻肺急性加重史；④其他疾病的存在和类型（合并症）。GOLD 2017将肺功能分级从ABCD分组中剥离出来，综合评估仅包含症状和慢阻肺急性加重史，以避免用肺功能和慢阻肺急性加重史双重评估导致分组混乱，从而在没有肺功能检查的情况下依然能进行慢阻肺评估和治疗。GOLD 2023依据急性加重和症状程度，将分组修改为ABE评估（图3-1），对于慢阻肺急性加重高风险人群不再按照症状程度进行区分，此改动使临床医生对慢阻肺急性加重高风险人群的评估更简单明了，同时也突出了慢阻肺急性加重高风险人群管理的重要性和紧迫性。

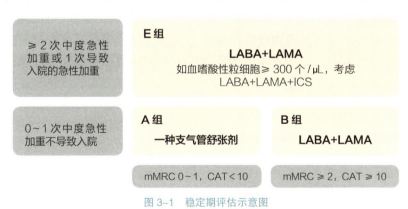

图3-1　稳定期评估示意图

（五）合并症评估

在对慢阻肺患者进行病情严重程度的综合评估时，还应注意患者的各种全身合并症，治疗时应予以兼顾。

第四章
慢阻肺的急性加重

一、慢阻肺急性加重的早期识别

慢阻肺急性加重是慢阻肺呼吸症状急性恶化，咳嗽、咳痰、呼吸困难加重，或痰量增多、咳黄痰，导致需要额外的治疗或改变治疗方案。慢阻肺患者每年发生 0.5~3.5 次急性加重，是慢阻肺患者疾病进程的重要组成部分，对患者生活质量、疾病进展和社会经济负担产生严重的负面影响，也是慢阻肺患者的首位死亡因素。因此，通过监测慢阻肺急性加重高风险人群，早期识别慢阻肺急性加重患者，尽早开展慢阻肺急性加重干预，有助于延缓疾病进展，提高患者生活质量。

（一）慢阻肺急性加重的定义

GOLD 2023 报告将慢阻肺急性加重定义为一种急性事件，慢阻肺患者呼吸困难和/或咳嗽、咳痰症状加重，症状恶化发生在 14 天内，可能伴有呼吸急促和/或心动过速，多因呼吸道感染、空气污染造成局部或全身炎症反应加重，或者由损伤气道等其他原因所致。GOLD 2023 报告将慢阻肺急性加重病情变化时间规定于近期 14 天内，症状以呼吸困难为主，咳痰的频次和性质变化作为次要评价因素。

（二）慢阻肺急性加重的诱因

慢阻肺急性加重常见诱因包括呼吸道感染、吸烟、空气污染、吸入过敏原、环境理化因素（如气温变化等）、不规范的稳定期维持治疗、痰液清除障碍、使用镇静药物等。呼吸道感染是最常见的诱因，其感染的病原体复杂，包括呼吸道病毒（如甲型流感病毒、新型冠状病毒等）、细菌、非典型病原体和特殊病原体（如曲霉菌和念珠菌等）等。也可能存在混合感染或继发感染，如呼吸道病毒感染继发细菌感染等。室内外空气污染物会引发或加剧气道炎症，并增加人体对病原微生物的易感性，天气寒冷、病毒感染、空气污染都是慢阻肺急性加重的重要诱因，这些因素在冬季可能共同存在并产生交互影响，增加慢阻肺患者住院概率。此外，慢阻肺患者稳定期吸入治疗不规范、吸入装置使用不当或停用吸入治疗、痰液清除障碍、误吸/隐源性误吸也是慢阻肺急性加重常见原因，但仍有部分患者临床上找不到明确的诱因。

（三）慢阻肺急性加重高风险人群

慢阻肺急性加重高风险人群通常具有以下特征：①有急性加重病史。上一年发生1次及以上因急性加重住院，或2次及以上中重度急性加重。②多症状、活动耐量差（mMRC评分≥2分和/或CAT评分≥11分，6分钟步行距离≤331 m）。③肺功能异常（气流受限严重、肺功能加速下降）。FEV_1%pred＜50%或FEV_1每年下降≥40 mL。④合并其他慢性疾病，如胃食管反流、心血管疾病、哮喘、肺癌、焦虑/抑郁等。⑤生物标志物异常。如血嗜酸性粒细胞≥300个/μL（血嗜酸性粒细胞检测前须近期无全身性激素用药）或血浆中纤维蛋白原≥3.5 g/L，白细胞计数（＞$9×10^9$/L）和C反应蛋白（＞3 g/L）同时升高。

（四）慢阻肺急性加重早期识别

基于慢阻肺急性加重高风险人群特征，患者的急性加重史、诱因、呼吸道症状变化、肺功能检查、合并慢性病、实验室检查均是早期识别的重要评判依据。GOLD报告指出，频繁急性加重（急性加重频率≥2次/年）最好的预测因子是急性加重史。基于此，监测慢阻肺急性加重高风险人群临床特征的变化是慢阻肺急性加重早期识别的重要手段。

近年来，有学者不断研发出一些前瞻监测的工具，其共同特点是，患者根据对呼吸困难、咳嗽、咳痰、呼吸系统疾病导致夜间睡眠障碍进行不间断自我评分记录，基于评分动态变化程度，可以实现对慢阻肺急性加重的早期识别和预警。除此之外，还有监测内容更加详细，囊括胸闷（胸部不适、气喘）、咳嗽（频繁程度、痰量、咳痰顺畅度、痰液颜色）、日常生活耐力变化（个人护理活动、室内活动、室外活动）、精力、睡眠、情绪等指标的慢阻肺急性加重工具。此工具评估分数范围为0～100，评分越高，慢阻肺急性加重症状越重，诊断慢阻肺急性加重肯定性越强。

根据GOLD 2023的定义，近期14天内的呼吸衰竭是评判慢阻肺急性加重的重要依据。因此，对于慢阻肺急性加重高风险人群，呼吸功能评估显得尤为重要。医生可通过脉搏血氧仪监测活动中患者手指血氧饱和度指数变化，直观、简要地判断患者是否存在呼吸衰竭，如有必要，可对患者进行有创的动脉血气分析，准确判断患者呼吸衰竭类型及程度，从而对是否为慢阻肺急性加重进行判别。

二、慢阻肺的急性加重及重症危害

（一）慢阻肺的急性加重及重症临床表现

由于慢阻肺急性加重的异质性，目前尚无生物标志物能准确预测或诊断。目前慢阻肺急性加重的诊断主要依赖于呼吸系统的临床表现，且通过临床和/或实验室检查排除可以引起上述症状加重的其他疾病。根据 GOLD 2023 的慢阻肺急性加重定义，慢阻肺患者可出现呼吸困难、咳嗽、咳痰、呼吸急促等呼吸系统相关症状。此外还可出现心动过速、全身不适、失眠、嗜睡、疲乏、抑郁和精神紊乱等其他系统症状。

我国学者结合罗马提案与 GOLD 报告，建议慢阻肺急性加重严重程度分级如下。

（1）无呼吸衰竭：呼吸频率 20～30 次/分、不使用辅助呼吸肌、精神状态无变化、低氧血症可以通过鼻导管吸氧或文丘里面罩吸氧［吸入氧浓度（fraction of inspiration O_2，FiO_2）为 28%～35%］而改善、$PaCO_2$ 无增加。

（2）急性呼吸衰竭但不危及生命：呼吸频率 >30 次/分、使用辅助呼吸肌、精神状态无变化、低氧血症可以通过文丘里面罩吸氧（FiO_2 为 25%～30%）而改善、高碳酸血症［$PaCO_2$ 较基线升高或升高至 50～60 mmHg（1 mmHg ≈ 0.133 kPa）］。

（3）急性呼吸衰竭危及生命：呼吸频率 >30 次/分、使用辅助呼吸肌、精神状态的急性变化、低氧血症不能通过文丘里面罩吸氧（FiO_2 >40%）而改善、高碳酸血症［$PaCO_2$ 较基线升高或 >60 mmHg，或存在酸中毒（pH ≤ 7.25）］。

临床实践中，我们通常参考重症肺炎诊断依据中的呼吸频率 >30 次/分、精神状态的急性变化、难以纠正的呼吸衰竭对慢阻肺急性加重进行严重程度评估，将上述无呼吸衰竭或急性呼吸衰竭但不危及生命视为慢阻肺急性加重，而将急性呼吸衰竭危及生命视为慢阻肺急性加重重症。

（二）慢阻肺的急性加重及重症患者的病情进展

慢阻肺急性加重的发生与肺功能加速下降、生活质量减低及病死率增加有关。首次发生重度急性加重事件后，急性加重的发生将越来越频繁，即使仅发生一次中度急性加重事件，未来急性加重风险也会增加 70%。有文献指出，过去发生 2 次及以上急性加重的慢阻肺患者，将来约有 75% 的风险再次发生急性加重。患者频繁出现慢阻肺的急性加重，不仅会导致肺功能进行性恶化、生活质量逐步下降，还伴有合并症增多和最终生存期缩短。

在需要抗菌药物或激素治疗的慢阻肺急性加重或重症患者中，因基础疾病存在，患者存在不同程度肺结构性改变，且住院时间较长，使用单一或多联抗生素时间长，免疫力低下，有出现肠道菌群紊乱、真菌等二重感染的可能。如伴有机械通气，患者合并院内感染、呼吸机相关性肺炎、继发多重耐药菌感染可能性大。如果痰培养结果支持感染病原菌菌种改变并伴有多重耐药现象，须根据药敏结果进一步联合应用抗生素治疗，这预示着住院时间延长、并增加本次慢阻肺急性加重死亡风险。而既往抗菌药物治疗、气管内插管、长期吸入或全身性皮质类固醇使用以及严重肺功能损害均是多重耐药菌感染的独立危险因素。由此可见，如果频繁出现慢阻肺的急性加重，抗菌药物的选择将受限，抗菌药物治疗效果也会低于预期。此外，长期联合使用抗生素可能加重患者肝肾负担，引发连锁的多器官功能受损甚至衰竭，甚至将影响抗菌药物的使用。

急性呼吸衰竭危及生命的慢阻肺重症患者，因存在不可纠正的呼吸衰竭，须在综合 ICU/ 呼吸专科 ICU 中使用机械通气治疗，如短期内病情无法迅速纠正，则有气管切开的指征，将进一步延长住院时间，且增加气压伤、多重耐药及呼吸机依赖的可能性。与此同时，长期居住 ICU 治疗，家属陪护时间减少，有创治疗和检查如血气分析、深静脉置管、气管插管和 / 或气管切开次数增多，可能引起患者及家属情绪上的焦虑及紧张，打击患者及家属对积极治疗结果的信心。

（三）慢阻肺的急性加重及重症的分级诊疗和经济学危害

结合慢阻肺急性加重严重程度分级，可对不同严重程度的患者进行分级诊疗。①Ⅰ级：门、急诊治疗。无呼吸衰竭患者可以在门、急诊接受药物治疗，包括使用支气管舒张剂、糖皮质激素和口服抗菌药物等。②Ⅱ级：普通病房住院治疗。适用于急性呼吸衰竭但不危及生命的患者。③Ⅲ级：ICU 治疗。适用于急性呼吸衰竭危及生命的患者，患者出现急性呼吸衰竭或存在须立即进入 ICU 救治的肺内外并发症或合并症。基于患者的不同诊疗模式（门诊、普通病房住院治疗、ICU 治疗）与慢阻肺急性加重诊疗时间的长短，可以清楚地发现，慢阻肺急性加重所产生的医疗相关费用与慢阻肺急性加重的严重程度相关。

GOLD 指出，由于慢阻肺危险因素的持续存在和人口老龄化，其患者及国家经济负担将逐年增加，慢阻肺急性加重所带来的治疗费用是该病医疗费用的主要部分，因慢阻肺急性加重死亡（急性呼吸衰竭危及生命）的患者末次住院费用显著增加，与生命支持和高端抗菌药物使用有关。这也从侧面印证了慢阻肺重症治疗中，机械通气等生命支持治疗，以及长时间高端抗菌药物的使用存在需求。

第五章

慢阻肺的预防

一、健康教育

（一）戒烟

吸烟的危害来自于吸入的化合物，这些化合物有些直接存在于烟草中，有些则在烟草燃烧时产生。烟草烟雾中含有 7 000 多种化学物质，其中有几百种对人体有害，且至少有 70 种是已知的致癌物。吸烟对呼吸系统的损害除了致癌外，还会损伤气道、肺部结构、呼吸道免疫功能和肺功能。

2003 年 5 月，第 56 届世界卫生大会通过了《世界卫生组织烟草控制框架公约》，2008 年世界卫生组织（World Health Organization，WHO）在总结各成员国控烟履约现状和经验的基础上制订了 MPOWER 策略。MPOWER 策略包含 6 项最有效的控烟措施，分别是监测烟草使用与预防政策、保护人们免受烟草烟雾危害、提供戒烟帮助、警示烟草危害、确保禁止烟草广告、促销和赞助以及提高烟税。这些政策相互补充、相互增效，为减少人群使用烟草提供了有力的政策保障。

虽然专家多年呼吁，政府也在行动，我国的控烟工作还是不够完善，烟草的生产、销售、消耗都排在世界第一位。吸烟成瘾的因素主要包括三大类：生物学因素、心理学因素和社会文化因素，这三类因素相互作用、相互影响。主要的戒烟方法包括：简短戒烟服务、戒烟门诊、戒烟药物和戒烟热线。

1. 简短戒烟服务

简短戒烟干预的基本要点是根据吸烟者所处行为转变的不同时期，分别给予不同的戒烟建议和帮助。

2. 戒烟门诊

戒烟医生是戒烟门诊维持和运行的关键。为提供规范的戒烟服务，门诊工作人员需要掌握烟草的流行、烟草的危害、戒烟的益处、烟草成瘾机制、戒烟药物使用、戒烟心理行为干预、戒烟过程中戒断症状处理和门诊的宣传推广等内容。

3. 戒烟药物

目前有多种有效的戒烟药物可以使用。一线药物包括尼古丁贴片、尼古丁口胶剂、尼古丁舌下含片、尼古丁鼻喷剂、尼古丁受体拮抗剂。二线戒烟药物包括可乐定和去甲替林。

4. 戒烟热线

戒烟热线即通过电话咨询的方式帮助干预对象戒烟。戒烟热线的干预原理是运用谈话沟通的形式来改变人们的吸烟行为。咨询流程一般用时3~4周，也会根据咨询者的需求延长或缩短。

（二）避免接触有害气体和颗粒

除了吸烟，有害气体和颗粒的吸入也会对支气管黏膜产生刺激和损伤作用，从而引起慢阻肺的发生。这里的颗粒物质主要是指$PM_{2.5}$，是近年来广受关注的一类大气污染物。$PM_{2.5}$的成分复杂，主要包括多环芳烃、含氧挥发性有机化合物、重金属等。其成分也会随时间和空间发生变化。在吸入$PM_{2.5}$等有害颗粒时，会导致肺部炎症，长期有害物质刺激导致的慢性炎症反应会损坏肺内正常的修复和防御机制，使肺实质被破坏。

有害气体包括二氧化硫、二氧化氮、臭氧和一氧化氮等。大量研究表明，有害气体在慢阻肺等慢性呼吸道疾病的发病机制中起着重要的作用。臭氧暴露会导致急性上皮性气道壁损伤和炎症细胞浸润，引发咳嗽和支气管收缩，导致肺功能减弱、组织损伤等不可逆器质性改变。长期有害气体暴露导致气体交换性肺泡逐渐丧失，通常与慢性炎症、纤维化和终末呼吸衰竭有关。

在空气污染指数高时，应尽量减少户外活动或减少体力劳动；在寒冷天气出门时，戴上口罩，回家后及时洗脸、漱口、洗鼻；如果有过敏症，应该远离花粉或其他致敏原；加强劳动保护，粉尘作业时佩戴N95口罩；加强室内通风换气和空气净化，保持室内干燥，避免霉菌滋生；以液化气等代替煤作为取暖燃料，取暖时应配备密闭良好的烟囱，以减少烟尘的吸入。上述措施对于降低慢阻肺的流行有非常重要的意义。

（三）接种流感和肺炎球菌疫苗

肺部感染是慢阻肺患者最易发生的并发症之一，一旦发生，会导致患者呼吸道炎症反应加剧，促进气道黏液的分泌，造成呼吸道的进一步阻塞。此外，由于炎症因子的持续侵袭，损伤表皮纤毛的摆动功能，无法将多余的黏液排出体外，加重气道阻塞的程度，使患者病情更为复杂，加大救治难度，增加慢阻肺患者的致残率与致死率。因此，为降低肺部感染的发生，慢阻肺高危人群应接种流感和多价肺炎球菌疫苗。

（四）健康饮食

科研人员在《英国医学杂志》上发表的一项研究报告证实，人们只要能保持健康的膳食结构，就能明显降低罹患慢阻肺的危险，起到预防慢阻肺的作用。研究人员对 73 000 名女性（1984—2000 年）和 47 000 名男性（1986—1998 年）的健康数据进行了回溯性研究。在研究期间，有 723 名女性和 167 名男性确诊为慢阻肺。统计分析表明，在排除了吸烟、饮酒、年龄、种族、运动和体重等因素后发现，饮食习惯也是导致慢阻肺的一个重要因素。研究人员建议，人们应保持合理的膳食结构，多吃粗粮、蔬菜和水果，少吃红肉和腌肉，戒烟限酒，坚持运动和保持正常体重。

中国营养学会提出了《中国居民膳食指南（2022）》八条平衡膳食准则。

（1）准则一：食物多样，合理搭配。

多样的食物应包括谷薯类、蔬菜水果类、畜禽鱼蛋奶类、大豆坚果类等。建议每天摄入 12 种以上食物，每周 25 种以上。

（2）准则二：吃动平衡，健康体重。

推荐每周应至少进行 5 天中等强度身体活动，累计 150 分钟以上，坚持日常身体活动，主动身体活动最好每天 6 000 步，注意减少久坐时间，每小时起来动一动，动则有益。

（3）准则三：多吃蔬果、奶类、全谷、大豆。

推荐天天吃水果，每天摄入 200～350 g 新鲜水果，须注意果汁不能代替鲜果。吃各种各样的奶制品，摄入量相当于每天 300 mL 以上液态奶。经常吃全谷物、大豆制品，适量吃坚果。

（4）准则四：适量吃鱼、禽、蛋、瘦肉。

推荐成年人平均每天摄入动物性食物总量 120～200 g，相当于每周摄入鱼类 2 次或 300～500 g、畜禽肉 300～500 g、蛋类 300～350 g。

（5）准则五：少盐少油，控糖限酒。

推荐成年人每天摄入食盐不超过 5 g、烹调油 25～30 g，推荐每天摄入糖不超过 50 g，最好控制在 25 g 以下。儿童青少年、孕妇、乳母以及慢性病患者不应饮酒，成年人如饮酒，一天饮用的酒精量不超过 15 g。

（6）准则六：规律进餐，足量饮水。

早餐提供的能量应占全天总能量的 25%～30%，午餐占 30%～40%，晚餐占 30%～35%。建议低身体活动水平的成年人每天饮 7～8 杯水，相当于男性每天喝水 1 700 mL，女性每天喝水 1 500 mL。每天主动、足量饮水，推荐喝白水或茶水，不喝或少喝含糖饮料。

（7）准则七：会烹会选，会看标签。

学会通过比较不同食品的营养标签，选择购买较健康的包装食品。学习烹饪和掌握新工具，传承当地美味佳肴，做好一日三餐，家家实践平衡膳食，享受营养与美味。

（8）准则八：公筷分餐，杜绝浪费。

食物制备生熟分开，储存得当。多人同桌，应使用公筷公勺、采用分餐或份餐等卫生措施。在家、在外按需备餐，不铺张、不浪费。

（五）避免过劳及减缓压力

长期处于压抑、紧张、疲劳的状态中，很容易造成机体功能出现紊乱。因此，要及时解除心理上的负担，保持愉悦心情。缓解压力的方法有很多，如消除压力源、合理宣泄、深呼吸、饮食解压、慢运动缓释压等。

1. 消除压力源

缓解压力最直接的方法就是找到压力源，然后尽可能地消除它。

2. 合理宣泄

不妨将心中的压力和不快说出来，或者通过运动、唱歌、大喊、哭泣等方式宣泄出来，不良情绪一扫而空，压力自然得到了缓解。

3. 深呼吸

深呼吸能在体内注入更多的氧气，从而让精力更加旺盛。建议每天冥想10分钟。它能降低心跳频率和血压，减缓呼吸，平复脑电波，更快恢复身心平稳，防止在压力下身体的免疫能力下降。

4. 饮食解压

建议把一些缓慢释放能量的碳水化合物，如水果、粗粮、蚕豆、坚果和植物种子加入每天的饮食清单中。

5. 慢运动缓释压

可以选择游泳、散步、瑜伽、太极拳等运动。当感觉到有压力时，多到户外走动。

二、运动锻炼

全民健身行动是《健康中国行动（2019—2030年）》的重大行动之一。生命在于运动，运动需要科学，科学的身体活动可以预防疾病，愉悦身心，促进健康。定期进行适量身体活动有助于预防和改善超重、肥胖，以及高血压、心脏病、卒中、糖尿病、慢阻肺等慢性病,并能促进精神健康、提高生活质量和幸福感,促进社会和谐。合理选择有益健康的身体活动量,应遵循"动则有益、贵在坚持、多动更好、适度量力"的基本原则。

我国居民体力活动不足的比例位列世界第15位,根据2014年全民健身活动状况调查公报数据,经常参加体育锻炼的人数百分比较低,40~49岁年龄组为14.9%,50~59岁年龄组为18.0%,60~69岁年龄组为18.2%,有80%以上的成年人未达到经常参加体育锻炼的标准(每周至少3次中等强度的运动,每次至少30分钟)。研究表明,9%的过早死亡是由体力活动不足所导致的,体力活动不足是世界范围内的重要公共卫生问题,减少或消除这个不健康的行为将会大幅度改善健康状况。增加生活中的体力活动,减少久坐行为可以提升全民健康素质,降低慢性病高危人群发病风险,提高患者生存质量,减少可预防的慢性病发病、死亡和残疾,起到预防、延缓、治疗和逆转慢性病发生发展的作用。

慢阻肺的发生发展过程受到多种因素的影响,体力活动不足是影响我国慢阻肺发生发展且控制效果不佳的主要因素之一。运动受限是慢阻肺患者的普遍表现,运动锻炼能提高运动耐力,改善呼吸困难和生活质量,肺康复运动可以使慢阻肺患者从临床症状到控制病情全方位获益。慢阻肺除了会导致患病器官的功能下降外,还会使患病机体与健康相关的身体素质明显下降,主要表现为最大摄氧量下降、身体成分改变、平衡能力和协调性下降。

(一)慢阻肺患者运动素质的评估

1. 心肺耐力评估

运动心肺试验(cardiopulmonary exercise testing,CPET)主要观察指标有峰值摄氧量、每千克体重每分钟最大摄氧量、无氧阈(anaerobic threshold,AT)、最大代谢当量、用力肺活量(forced vital capacity,FVC)、FEV_1、FEV_1/FVC等。目前认为,运动心肺试验的指标,尤其是无氧阈数据,对指导慢阻肺患者进行康复运动,观察干预治疗措施的效果有一定价值,因此检测慢阻肺患者运动心肺试验相关指标的变化,可以用来指导患者运动锻炼及观察治疗措施的效果。

2. 呼吸模式评估

(1)患者平躺,自然呼吸,评估者立于患者一侧,观察患者的呼吸方式是以胸式呼吸为主还是腹式呼吸为主。同时观察患者在吸气、呼气过程中胸廓及腹部活动范围的大小。然后将两手分别放于患者的胸部和腹部,让患者自然地呼气、吸气,感受患者在吸气和呼气的时候胸廓和腹部扩张的幅度。

评估者双手放于患者肋骨两侧，感受患者在吸气与呼气的过程中肋骨是扩张还是内缩，以及肋骨扩张的幅度大小，肋骨扩张的方向是左右扩张还是向上扩张。如果患者在吸气过程中肋骨内缩，则提示患者呼吸模式错误；如果患者在呼吸过程中肋骨扩张范围不大，则提示患者膈肌紧张；如果患者在吸气过程中肋骨向上扩张而非左右扩张，则提示患者在吸气的过程中有辅助呼吸肌代偿吸气。

（2）患者坐位，评估者双手分别置于患者胸腹上感受患者在呼吸过程中胸腹的活动范围。如果患者在坐位时以胸式呼吸为主、卧位时以腹式呼吸为主，则提示患者的躯干肌肉力量差；如果患者在卧位与坐位的呼吸模式一样，则提示患者习惯于某一种呼吸方式；卧位时以胸式呼吸为主而坐位时以腹式呼吸为主，这种情况极为少见。

（3）患者坐位，评估者立于患者身后，将双手放于患者两肩上，让患者自然呼吸，感受患者在吸气与呼气时是否有耸肩的动作。如果患者在吸气过程中有耸肩的动作，则提示患者在吸气过程中有代偿。

3. 呼吸困难程度评估

慢阻肺患者存在不可逆的气流受限，表现为不同程度的呼吸困难，可以采用 mMRC 呼吸困难问卷（附表 1-1）、Borg 评分量表（附表 1-4）结合 6 分钟步行试验进行评估。

对于慢阻肺患者来说，6 分钟步行试验简单、方便、实用，更易被患者接受，目前已被广泛用于肺康复评价。试验对象在第三分钟时耗氧量明显增加，然后处于一个平台期。Borg 评分量表配合 6 分钟步行试验应用时：6 分钟步行试验开始前，让患者阅读量表并让患者说出呼吸困难级别，运动后重新评价呼吸困难的级别。患者凭借运动时的自身感觉（心跳、呼吸、排汗、肌肉疲劳等）来估计运动时的强度。介于 3~4 分的患者，建议充分休息半小时，同时给予吸氧或外用扩张支气管的药物，运动中减轻运动强度。超过 5 分的患者，则不建议进行运动锻炼。

4. 运动模式评估

（1）平衡性评估：慢阻肺患者伴有不同程度的骨骼肌肌力下降和肌肉萎缩，其动态姿势控制较差，严重者因大脑长期缺氧，会进一步影响身体平衡性，故需进行静态平衡测试。静态平衡分级标准见附表 1-5。

测试方法：受测者自然站立，测试者发出"开始"口令后，受测者一脚提起离开地面，可以贴在另一腿上，可以悬空，不能着地；另一脚支撑，支撑脚不能有移动。从受测者脚离开地面开始计时，到受测者支撑脚移动或者悬空脚着地为止，停止计时。

（2）肌肉力量评估：上肢肌肉力量评估以双手握力为主，下肢肌肉力量评估则结合多年肺康复经验，对半蹲测试进行改良，作为评估指标。

（3）柔韧性评估：关节柔韧性，在外则表现为人的肢体关节活动范围的大小，在内反映肝脏功能的好坏。人随着年龄的增长，会出现筋缩的现象，而且年纪越大筋缩越严重，筋缩说明经络不通畅，气血循环能力弱，血不养筋。筋缩越严重，引发的疾病也就越多。针对慢阻肺患者，主要选取双手背勾和坐位体前屈进行评估。

（二）慢阻肺患者的运动锻炼

1. 运动锻炼的适应证

轻度、中度、重度慢阻肺患者。

2. 运动锻炼的目的

（1）增强体能。

（2）增强运动耐力及缺氧耐受性。

3. 运动锻炼的要素

中医强调通过辨证论治从整体上调节机体阴阳、气血平衡，与现代医学方法有着本质的不同。五脏理论是中医中极重要的内容，五脏各有特点，相互联系，相互影响，又相互克制，所有疾病均可通过特定脏器失调来阐释治疗，医家常常通过调摄五脏来治疗各种疾病。通过中医的辨证论治，尤以辨"五体"为主，从而针对患者内脏功能短板进行强化训练，使五脏功能维持在相对平衡的状态，达到调节脏腑功能的目的。同时结合现代体育强调训练人体运动功能、提高心肺能力、提高自主神经协调性等理论，制订以锻炼"五体"为主的个性化运动锻炼，通过传统与现代相结合的运动功法，调摄五脏功能，达到治未病、强身健体等作用。调理肺金，以练气之法为主，如太极开合桩、太极起桩、太极推收桩、拍打法通用的运动锻炼。

（1）柔韧性训练。

人体关节活动幅度及关节韧带、肌腱、肌肉、皮肤和其他组织的弹性和伸展能力，即关节和关节系统的活动范围。

现代柔韧性训练方法：①主动或被动的静力性伸展法。缓慢地将肌肉、肌腱、韧带拉伸到有一定酸、胀和痛感觉的位置，并维持此姿势一段时间，一般认为停留10~30秒是比较理想的时间，每种练习应连续重复4~6次为好。这种方法可以比较好地控制使用力量，比较安全，尤其适合于活动少和未经训练的人，拉伸缓慢可避免拉伤。②主动或被动的动力性伸展法指有节奏的、速度较快的、幅度逐渐加大的、多次重复一个动作的拉伸方法。主的弹性伸展是靠自己的力量拉伸，被动的弹性伸展是靠同伴的帮助或负重借助外力的拉伸。利用主动或被动的动力性伸展法进行练习时，所用的力量应与被拉伸关节的可伸展能力相适应，如果大于肌肉组织的可伸展能力，肌肉或韧带就会拉伤。用力不宜过猛，幅度一定要由小到大，先做几次小幅度的预备拉伸，再逐渐加大幅度，从而避免拉伤。

传统气功柔韧性训练方法（陈氏太极拳的静力练习法和动力练习法）：①静力练习法是通过缓慢动作将肌肉、韧带等软组织拉伸到一定程度，保持静止不动状态的练习方法。这种方法主要是肌肉、韧带通过拉长伸展得到长时间的刺激。常用的有踝关节、腿部、腰部和肩部的练习。踝关节练习有跪压、侧压、靠压和仆压4种；腿部练习可分为正压、侧压、斜压、反压、竖压、横叉等数种；腰部练习则根据运动方式而分前俯腰、侧俯腰、吊腰和下腰4种；肩部练习经常采用的有正、反、侧压肩和搬肩、探踩肩多种方法。静力练习法对发展局部肌肉、韧带的伸展性有较好的作用，是练习陈氏太极拳柔韧性的主要方法。静力练习法强度小，动作幅度大，节约体能，简单易行。②动力练习法指有节奏的、速度较快的、多次重复同一动作的练习方法。其特点为主动拉伸时肌肉强力变化峰值强于静力练习法。肩部练习有左右悬肩、左右拉伸肩等，腰部练习有左右转腰、侧旋腰等，腿部练习有正踢腿、侧踢脚、里合腿等多种。

柔韧性训练应按照循序渐进、逐步提高的原则进行，不要因急于求成而造成损伤。动力练习法活动强度大，练习前一定要充分做好热身活动，提高肌肉的温度，降低肌肉内部的黏滞性，从而收到良好的效果。

（2）力量训练——抗阻训练。

练习方式：举重物，自由负重，器械负重，气动阻力，弹力带，爬楼梯，蹲姿训练，平板支撑等。

初始运动先以低负荷/阻抗、高频率的方法来增强肌肉耐受性。低强度者给予40%～50% 1 RM（1 RM为个人单次举起的最大重量），高强度者给予60%～70% 1 RM。

（3）有氧运动。

有氧运动是指躯干或四肢等大肌肉群参与为主的、能够较长时间维持在一个稳定状态的、以有氧代谢为主要供能途径的运动形式，也叫耐力运动。

练习方式：①下肢运动有行走（跑步机、地面行走、助步车或轮椅辅助行走）、自行车、功率自行车。②上肢运动有臂力器、上肢上举或举重训练、踏步练习。③中国传统运动有八段锦、太极拳、行桩等。

耐力训练要求：美国运动医学会（American College of Sports Medicine，

ACSM）建议，低强度活动为最大强度 30%～40%，可改善症状和与健康相关的生存质量及日常活动；高强度活动为最大强度 60%～80%，可改善运动生理学表现。训练替代标准：Borg 量表评分 4～6 分。注意锻炼之前要进行热身运动，训练后进行放松休息。

（4）灵活性训练。

灵活性训练指任何能保持和增加灵活性的肢体活动。主要包括针对各大肌群的缓慢运动或静态拉伸以及平衡训练，使全身得以拉伸的改良瑜伽并配合呼吸调节。每次拉伸至有紧绷感或轻度不适感为度，采用系统性的拉伸，涉及每个主要肌-肌腱群（胸部、肩部、上下背肌、腹部、臀部、下肢）。

（5）呼吸训练和呼吸运动。

呼吸肌肌力影响慢阻肺患者对氧的摄取。无论是腹式呼吸还是胸式呼吸，气体都是从气管到肺中，肺在密闭的胸腔中，本身没有平滑肌，不能主动地扩大和缩小，但是肺富含弹性纤维，可以被动地由胸廓的舒缩来带动肺的开合，从而产生呼吸运动。而胸廓舒缩的动力来自肌肉，即呼吸肌。呼气时，膈肌和肋间外肌舒张使胸廓回位完成呼气。有效地加强呼吸肌的锻炼能增大肺的扩张，从而增大氧气的摄入。呼吸肌的训练方式有侧举、上举、扩胸、卷腹等。

（6）FITT 原则。

身体活动的 FITT 原则是指身体活动的频率（frequency）、强度（intensity）、时间（timing）和类型（type）4 个基本要素的总称。

运动频率：单位时间里进行运动的次数，一般以"周"为单位。耐力训练每周 3～5 次；抗阻训练每周 2～3 次；灵活性训练每周 2～3 次。

运动强度：单位时间内运动的能耗水平或运动对人体生理刺激的程度，分为轻、中、重 3 个水平。一般以 ≥ 6 METs 为高强度；3～5.9 METs 为中等强度；< 3 METs 为低强度。中等强度运动时的心率一般在最大心率的 60%～75%。慢阻肺患者 Brog 评分介于 3～4 分时，建议充分休息半小时，同时给予吸氧或外用扩张支气管的药物，并在运动中减轻运动强度；Brog 评分超过 5 分者，不建议进行运动锻炼。

运动时间：通常以分钟或小时表示。耐力训练每次练习时长 20～60 分钟，重症患者初始可先进行间歇运动，每次持续数分钟，4～12 周为一个疗程。抗阻训练每组练习 8～10 个，每次 1～4 组，组间休息 2～3 分钟，抗阻强度、频率、次数逐步递增，10～15 次训练后可提高肌肉力量及耐力。灵活性训练每次静态拉伸持续 10～30 秒，持续 30～60 秒增加老年人获益，重复 2～4 次，4～12 周为一个疗程。

运动类型：能量代谢或生理功能不同的有氧运动、平衡练习、柔韧性练习、抗阻（或力量）练习等所产生的健康效益各有区别。

（三）运动锻炼在慢阻肺预防和治疗中的作用

体力活动和运动在预防许多慢性病的发生发展中发挥着重要作用，普惠式运动指导有一定作用，但是针对慢阻肺患者进行的运动干预需要制订个体化的运动方案，从而收到更好的干预效果。针对性的运动方案是一个典型的"体医融合"过程，由医生对疾病状态、药物治疗的合理性、适宜运动量和运动中的风险进行评价，提出运动中的注意事项，制订运动方案并执行，将慢阻肺患者的运动干预落到实处。

1. 预防和延缓因慢阻肺引起的生理机能衰退

通过规律运动，提高心脏泵血功能，促进侧支循环形成，减少冠状动脉管壁胆固醇的沉积，增加心肌毛细血管的密度，提高血红蛋白释放氧的能力，提高心肌的供氧量。另一方面，通过锻炼使心肌耗氧量下降，减轻心脏的后负荷。

2. 减少危险因素，预防慢阻肺

通过规律运动，可以减弱久坐及体力活动不足等慢阻肺危险因素的影响，有效地预防疾病发生。

3. 对慢阻肺有良好干预效果

规律运动对慢阻肺干预的总体效应表现为：增强慢阻肺患者生理功能或延缓功能下降；良好的心理调节作用；与药物的协同作用使得锻炼者减少或不增加药量，及时反馈规律运动后的身体变化，以供医生调整药物和药量时参考，而药物的增减应遵从医嘱；经济效益表现为减轻疾病负担。

4. 缓解慢阻肺患者的症状

规律运动引起身体的一系列变化可以缓解慢阻肺患者的部分症状。运动干预是慢阻肺患者治疗的重要组成部分，当慢阻肺患者身体功能下降、生活质量下降以及心理障碍使疾病进一步复杂化时，运动干预作为严重或非常严重患者的补充干预措施尤其重要。

（四）慢阻肺患者运动中的注意事项

1. 注意事项

（1）针对运动前获得的个人信息和医学检查结果进行危险分层，明确医务监督力度。疾病越复杂，医务监督水平要越高。

（2）对于无运动习惯、慢阻肺风险多、有症状和体征，或已经诊断为慢阻肺者要加强运动中的医务监督。

（3）慢阻肺合并心血管系统疾病的情况。合并高风险病情：心肌梗死、不稳定型心绞痛、严重心律失常、双下肢血栓风险、潜在高血压危象等。检查工具：运动心肺功能测试、双下肢血管超声、24 小时动态血压等。

（4）慢阻肺患者进行心肺运动试验出现以下阳性结果不建议进行运动康复：在 R 波占优势的导联，运动中或运动后出现 ST 段缺血型下移 ≥ 0.1 mV，持续时间 >2 分钟，运动前原有 ST 段下移者，应在原有基础上再下移 ≥ 0.1 mV，持续时间应 >2 分钟；无病理性 Q 波导联在运动中或运动后出现 ST 段弓背向上抬高 ≥ 0.1 mV，持续时间 >1 分钟；运动中出现典型心绞痛；运动中血压下降超过 10 mmHg 或伴全身反应，如低血压休克者。

（5）注意观察运动中的表现。鉴于药物会给运动带来一定的影响，要关注运动中的主观疲劳程度，发现异常情况要及时停止运动，并对后续的运动方案进行调整。

（6）一般注意事项。如做好准备活动和整理活动；从小强度、小运动量、短时间开始，要有足够的适应期；安排好适宜的运动时间，如在早、中、晚，餐前或餐后。

（7）特殊注意事项。针对每一个患者的疾病特点、用药情况关注详细的注意事项。

（8）明确终止运动的指征。胸痛、呼吸困难（Brog 评分 >6 分）、强烈的疲劳感（Brog 评分 >6 分）、眩晕、恶心甚至呕吐、面色苍白、大汗、收缩压 ≥ 180 mmHg、$SpO_2 \leq 85\%$。

2. 运动不良事件及防范措施

（1）运动不良事件：骨折、跌倒、喘促、高血压、高血糖/低血糖、心动过速等。

（2）防范措施：急救设备，如除颤仪、制氧机等。急救箱中备用急救药，如缓解心绞痛的硝酸酯类（消心痛）、速效救心丸、硝酸甘油；降压药，如硝苯地平缓释片、卡托普利；稳定心率的药物，如倍他乐克；呼吸用药，如外用吸入制剂（万托林、爱全乐）、布地奈德吸入剂；跌打损伤、皮肤破溃处理用药，如酒精、碘伏、棉球/棒、纱布、外用/抹膏药、绷带、创可贴等。

（五）慢阻肺运动干预效果的评价

研究表明，一次有效的康复计划至少应该持续 6 周，持续的时间越长，效果越明显。有研究显示，对慢阻肺患者进行运动干预 3 个月后，治疗组的心肺运动试验及6分钟步行试验结果明显优于对照组。因此，对于运动干预效果的评估，采用3个月为一个评估阶段，运动前、运动3个月后均进行综合评估，评估内容包括：心肺耐力评价，呼吸困难程度评价，平衡、肌肉力量及柔韧性评价，生存质量评价，心理状态评价等。

在慢阻肺运动干预过程中，应继续探索体力活动/运动成为第五大临床生命体征的意义，深入体医融合的研究和实施，加强医疗保健–健康–体质健康之间的融合，推动医生/医疗保健人员成为运动锻炼的积极参与者、倡导者和践行者，加强对医疗保健人员、健康管理者和运动科学专业人员的培训，使他们具备良好的医学和运动科学相结合的专业能力，能够更好地在慢阻肺患者运动干预中发挥作用。

三、疾病预防

《健康中国行动（2019—2030年）》中针对慢性呼吸系统疾病防治行动目标：到2022年和2030年，70岁及以下人群慢性呼吸系统疾病死亡率下降到9/10万及以下和8.1/10万及以下；40岁及以上居民慢阻肺知晓率分别达到15%及以上和30%及以上。40岁及以上人群或慢性呼吸系统疾病高危人群每年检查肺功能1次。

目前已知的慢阻肺最主要的危险因素为吸烟，其他危险因素还包括空气污染、职业性粉尘和化学物质暴露、生物燃料烟雾暴露、病毒和/或细菌感染等。人群慢阻肺的防控工作须从控制以上几方面危险因素着手。通过积极控制相关危险因素，可以有效预防慢性呼吸系统疾病的发生发展，显著提高患者预后和生活质量。

（一）一般人群预防措施

1. 健康教育与促进

健康教育是慢阻肺基本的防控手段，目的在于使公众了解疾病的症状特征、发病和疾病进展的危险因素、如何获得筛查服务和进行合理的治疗，采取措施增强自身预防疾病发生和发展的能力，降低发病风险，延缓疾病进程。具体内容包括：①使公众了解慢阻肺及其常见临床症状，可以通过症状评估及无创的肺功能测定进行早期诊断，早期治疗；②了解慢阻肺的危险因素，采取措施避免危险因素暴露，尤其是吸烟、有毒有害气体/粉尘职业暴露、室内外空气污染、严重的呼吸道感染等；③了解慢阻肺危害，提高大众慢阻肺预防、诊断和及时治疗的意识。

对于一般人群的慢阻肺健康教育与促进，可通过社区宣传平台和公共媒体平台，使公众了解慢阻肺疾病危害严重程度、危险因素，改善危险因素的方法和措施。例如，避免吸烟和二手烟，预防呼吸道感染，接种流感疫苗、肺炎球菌疫苗等。

2. 筛查

慢阻肺患者多因出现明显的活动后气短而就诊，此时已出现严重的不可逆性气流受限。因此，对慢阻肺采取合理的筛查措施是早期诊断、早期干预的关键。一般人群可采用机会性筛查策略，利用有组织的定期体检、社区居民到医疗机构就诊等就医活动，促进慢阻肺早期筛查。

3. 感染预防

长期、反复的呼吸道感染可破坏呼吸道正常组织的防御功能，预防呼吸道感染是预防慢阻肺发生的有效措施。日常生活要尽量远离人群密集场所，加强体育锻炼，提高机体免疫力。也可通过定期注射流感疫苗、肺炎疫苗预防呼吸道感染。

(二) 高危人群预防措施

目前国际基层呼吸组织（IPAG 和 IPCRG）推荐了基于症状的慢阻肺筛查问卷，用于初级保健机构对 40 岁以上吸烟者进行慢阻肺筛查。

1. 健康教育与促进

对于慢阻肺高危人群，戒烟是最有效的预防措施，吸烟者戒烟越早，肺功能保持得越好。因此，针对慢阻肺高危人群进行戒烟教育，提高其主动戒烟意识，是健康教育的重点内容。对于高危人群的慢阻肺健康教育，还应包括如何进行早期发现、早期诊断，并告知进行筛查服务和有资质进行诊断的医疗机构名称。

2. 筛查

慢阻肺高危人群的筛查应较一般人群更为主动。一方面，可通过国家重点项目、公共卫生服务项目等扩大高危人群筛查覆盖面。另一方面，广大医务人员须提高对高危人群的早期筛查意识，加强肺功能检查技能，特别是在社区基层医疗机构，加强基层医生慢阻肺诊治知识与技能的培训。

3. 烟草依赖的治疗

对有戒烟意愿的吸烟者进行烟草依赖治疗，是有效预防或延缓吸烟者发展为慢阻肺的干预措施。实践证明，仅靠吸烟者的个人意志很难戒烟成功，较为理想的戒烟方法是针对每个吸烟者的不同情况，采取药物疗法和心理行为辅导。

4. 职业暴露人群的干预

职业暴露人群的干预要分别从企业和劳动者个人两方面来进行。企业方面应积极采取劳动保护措施，如限制原材料中有毒物质含量，尽量采用自动化、机械化和密闭化生产工艺，定时检修机器设备，加强作业场所通风换气，对从业劳动者进行岗前培训，指导工人掌握防护设备和个人防护用品的使用及维护，进行定期职业健康体检等。劳动者个人在工作中应注意个人防护，尽量减少工作环境中有毒粉尘和烟雾暴露。

5. 感染预防

慢阻肺高危人群疫苗接种是预防与慢阻肺相关感染发生和发展的有效措施。

(三) 慢阻肺患者预防措施

1. 慢阻肺患者个人

（1）个人要关注疾病早期发现。呼吸困难、慢性咳嗽和/或咳痰是慢阻肺最常见的症状。对于40岁及以上人群，长期吸烟、职业粉尘或化学物质暴露等危险因素接触者，有活动后气短或呼吸困难、慢性咳嗽及咳痰、反复下呼吸道感染等症状者，建议每年进行1次肺功能检测，确认是否已患慢阻肺。

（2）注意危险因素防护。减少烟草暴露，吸烟者尽可能戒烟。加强职业防护，避免与有毒、有害气体及化学物质接触，减少生物燃料燃烧所致的室内空气污染，避免大量油烟刺激，室外空气污染严重时减少外出或做好戴口罩等防护措施。提倡在家庭中进行湿式清扫。

（3）注意预防感冒。感冒是慢阻肺、哮喘等慢性呼吸系统疾病急性加重的主要诱因。建议慢性呼吸系统疾病患者和老年人等高危人群主动接种流感疫苗和肺炎球菌疫苗。

（4）加强生活方式干预。建议哮喘和慢阻肺患者注重膳食营养，多吃蔬菜、水果，进行中等量的体力活动，如打太极拳、练八段锦、散步等，也可以进行腹式呼吸、呼吸操等锻炼，在专业人员指导下积极参与康复治疗。医疗机构提供的"三伏贴"等中医药特色服务也是一种方式。

（5）哮喘患者避免接触过敏原和各种诱发因素。宠物毛发、皮屑是哮喘发病和病情加重的危险因素，建议有哮喘患者的家庭尽量避免饲养宠物。母乳喂养可降低婴幼儿哮喘发病风险。

2. 社会和政府

（1）将肺功能检查纳入40岁及以上人群常规体检内容。推行高危人群首诊测量肺功能，发现疑似慢阻肺患者及时提供转诊服务。推动各地为社区卫生服务中心和乡镇卫生院配备肺功能检查仪等设备，做好基层专业人员培训。

（2）将慢阻肺患者健康管理纳入国家基本公共卫生服务项目，落实分级诊疗制度，为慢阻肺高危人群和患者提供筛查干预、诊断、治疗、随访管理、功能康复等全程防治管理服务，提高基层慢阻肺的早诊早治率和规范化管理率。开展高危人群慢阻肺筛查与早期诊断，以及开展慢阻肺登记报告、慢阻肺监测。

（3）着力提升基层慢性呼吸系统疾病防治能力和水平，完善基层医疗机构相关诊治设备和长期治疗管理用药的配备。目前我国基层卫生服务机构的慢阻肺防治体系和能力建设滞后，应积极采取措施，推动基层呼吸系统疾病防治体系和能力建设。加强基层医生慢阻肺诊治能力培训和人才培养，利用社会各界资源，采取人员培训、技术指导、设备支援等方式，改善基层医疗卫生机构慢阻肺诊疗设备及药品配备现状，不断提升基层医生慢阻肺防治能力。

（4）加强科技攻关和成果转化，运用临床综合评价、鼓励相关企业部门研发等措施，提高新型疫苗、诊断技术、治疗药物的可及性，降低患者经济负担。

第六章
慢阻肺的治疗方法

按照疾病分期,慢阻肺分为稳定期和急性加重期。大部分慢阻肺患者处于稳定期,在社区和家庭中进行康复管理。不同疾病分期的干预和治疗策略有所不同,目前未能有根治的方法。

目前慢阻肺患者的治疗方法主要是将药物治疗、非药物治疗与康复治疗相结合。药物治疗可延缓肺功能下降,并降低死亡风险,在一定程度上缓解慢阻肺患者的症状。但长期使用不良反应会较多,因此不建议长期使用。

慢阻肺患者的药物治疗还要根据患者是否能够自主吸入、有无足够的吸气流速、口手是否协调选择正确的吸入装置。雾化吸入给药对于一部分年老体弱、吸气流速较低、疾病严重程度较重、使用干粉吸入器存在困难的患者可能是更好的选择。每次随访均应检查患者吸入方法是否正确。

在治疗的时候,需要根据患者自身的健康水平、疾病严重程度、不良反应、合并症、费用等具体情况进行个性化指导和方案制订。

一、药物治疗

(一)急性加重期患者的治疗

1. 支气管舒张剂

(1)短效支气管舒张剂雾化溶液:单一吸入短效 β_2 受体激动剂,或短效 β_2 受体激动剂和短效抗胆碱能药物联合吸入,是慢阻肺急性加重期常用雾化吸入治疗方法,常见药物有吸入用硫酸沙丁胺醇溶液、异丙托溴铵雾化吸入溶液、吸入用复方异丙托溴铵溶液等。由于慢阻肺患者在急性加重期往往存在严重呼吸困难、运动失调或感觉迟钝,因此以使用压力喷雾器较为合适。机械通气患者可通过特殊接合器进行吸入治疗,并调整药量为正常的2~4倍。对于短效吸入性支气管舒张剂,硫酸沙丁胺醇气雾剂是较为常见的剂型,但对于慢阻肺患者,仅作为使用基础长效吸入性支气管舒张剂后的补充治疗方法。

(2)长效支气管舒张剂(β_2 受体激动剂或抗胆碱能药物或联合制剂):针对不同患者,应选择不同治疗方案,实现个体化治疗,以期望实现疗效最大化、不良反应最小化和更好的疗效及经济学效益，尽可能降低患者未来急性加重风险。与口服药物相比，吸入制剂的疗效和安全性更优，因此多首选吸入治疗。长效支气管舒张剂通过松弛气道平滑肌扩张支气管，改善气流受限，从而减轻慢阻肺的症状，包括缓解气促、增加运动耐力、改善肺功能和降低急性加重风险。常用长效 $β_2$ 受体激动剂（LABA）有沙美特罗、福莫特罗、维兰特罗等。常用长效抗胆碱能药物（LAMA）有噻托溴铵、乌美溴铵、格隆溴铵等。LABA+LAMA 复合制剂是一种在同一吸入装置中含有 2 种长效支气管舒张剂的药物，其与单一成分吸入药物相比较，能增加支气管扩张效应。

2. 甲基黄嘌呤类药物

甲基黄嘌呤类药物，临床常用茶碱、氨茶碱、多索茶碱。该类药物除有支气管扩张作用外，还能改善呼吸肌功能，增加心排血量，减少肺循环阻力，兴奋中枢神经系统，并有一定的抗炎作用。

由于静脉使用甲基黄嘌呤类药物（茶碱或氨茶碱）有显著不良反应，在慢阻肺急性加重期需要联合抗感染治疗等方案静脉使用甲基黄嘌呤类药物。

3. 糖皮质激素

患者全身应用糖皮质激素可缩短康复时间，改善肺功能（如 FEV_1）和氧合，降低早期反复住院和治疗失败的风险，缩短住院时间。GOLD 报告、我国慢阻肺诊治指南及 AECOPD 中国专家共识均推荐：可考虑口服糖皮质激素，甲泼尼龙 30～40 mg/d，连续应用 5～7 天。日本学者建议可延长至 7～10 天。ICU 患者及重症患者，推荐静脉应用糖皮质激素。

临床上也可用雾化吸入布地奈德混悬液替代口服糖皮质激素治疗慢阻肺急性加重，但需要联合吸入短效支气管舒张剂才能扩张支气管。糖皮质激素也可与长效支气管舒张剂制成联合制剂，既往多使用吸入性糖皮质激素（ICS）+ LABA 复合制剂用于中至重度稳定期慢阻肺患者，可能是考虑到长期吸入激素的不良反应与双支气管舒张剂的优势，GOLD 2023 报告推荐双支气管舒张剂（LABA + LAMA）优于传统 ICS + LABA 复合制剂。三联治疗（LABA + LAMA + ICS）只用于每年 2 次或以上中等程度急性加重（临床 E 型），而且外周血嗜酸性粒细胞＞300 个 /μL 的患者。

4. 祛痰药

慢阻肺患者的主要症状为慢性持续性咳嗽、咳痰，祛痰药对于改善慢阻肺稳定期患者的临床症状、辅助慢阻肺急性加重期的抗感染治疗有着重要作用。目前祛痰药根据作用机制分为除痰、黏液调节剂、黏液溶解剂及黏液动力药，通过抗炎抗氧化、调节黏液分泌、降低痰液黏稠度、促进痰液排出，利于气道引流以改善通气功能。常用药物有 N- 乙酰半胱氨酸（NAC）、羧甲司坦、厄多司坦、福多司坦、氨溴索、桃金娘油类药物、高渗盐水和氯化铵等。

5. 抗生素

当出现慢阻肺急性加重时，根据慢阻肺急性加重症状及严重程度，评估预后不良危险因素，根据危险分级和铜绿假单胞菌感染风险制订抗感染方案。结合 GOLD 报告及我国专家共识，建议：①慢阻肺急性加重患者出现脓痰（呼吸困难加重、痰量增加和痰液变脓 3 个症状同时出现，或仅出现包括脓痰在内的任何 2 个症状）需要用抗菌药物治疗；②严重慢阻肺急性加重患者需要机械通气支持并给予抗菌药物治疗；③无脓痰者加强支气管舒张剂雾化吸入治疗，暂不给予抗菌药物，但应密切观察病情变化，一旦出现肺部湿啰音、痰量增多、喘息加重等感染迹象，应酌情加用抗菌药物。住院的慢阻肺急性加重患者应在抗生素使用前送检痰或气管内吸取物行微生物培养。采用初始抗菌药物经验治疗 72 小时后须进行疗效评估，呼吸困难改善和脓痰减少提示治疗有效，如临床症状加重或抗生素治疗效果不佳，须结合痰培养、肺泡灌洗液培养等病原学检查结果调整治疗方案（图 6-1）。常用的抗生素类型有他

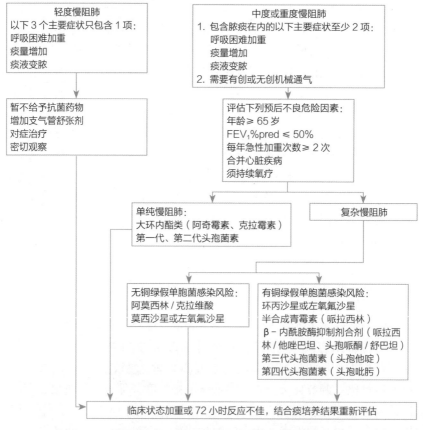

图 6-1　慢阻肺急性加重危险因素分层与经验性抗菌药物使用

唑巴坦及其合剂、舒巴坦及其合剂、头孢菌素、氟喹诺酮类、碳青霉烯类、氨基糖苷类、多黏菌素、替加环素、四环素、头霉素、氨曲南等。

6. 抗真菌药物

慢阻肺急性加重患者痰液分离的念珠菌基本为定植菌，不能作为应用抗真菌治疗的依据。慢阻肺患者曲霉感染主要有2种情形：一是稳定期慢阻肺合并亚急性坏死性肺曲霉病；二是慢阻肺急性加重继发侵袭性支气管-肺曲霉病。后者病死率高，须积极治疗。常用药物包括两性霉素B、伏立康唑、泊沙康唑及卡泊芬净。其中静脉应用伏立康唑为首选药物，序贯口服伏立康唑片。对于疗效较差的严重侵袭性肺部感染，可以考虑联合抗真菌治疗。

（二）稳定期患者的治疗

1. 支气管舒张剂

（1）β_2受体激动剂：包括短效β_2受体激动剂，如沙丁胺醇、特布他林，每次剂量100～200 μg（每喷100 μg），24小时内不超过12喷。长效β_2受体激动剂，如福莫特罗4.5～9.0 μg，每次1吸，每天2次；沙美特罗25 μg，每次2吸，每天2次。常见不良反应为大剂量可引起心悸、手抖、肌颤和低血钾。

（2）抗胆碱能药物：包括短效抗胆碱能药物（SAMA），如异丙托溴铵，每次剂量为20～40 μg（每喷20 μg），每天3～4次。LAMA，如噻托溴铵干粉吸入剂18 μg，每次1吸，每天1次；喷雾剂2.5 μg，每次2吸，每天1次。常见不良反应为口干等症状，妊娠早期妇女和有青光眼或前列腺肥大的患者应慎用。

2. 吸入性糖皮质激素

吸入性糖皮质激素是慢阻肺治疗的主要药物，是目前控制气道炎症最有效的药物，包括布地奈德、丙酸氟替卡松等。由于规律且单独使用这类药物不能长期使FEV_1下降，也不能改变慢阻肺患者的病死率，因此不建议单独使用。建议有指征的患者采用长效β_2受体激动剂或抗胆碱能药物的联合疗法。常见不良反应为：少数患者出现口咽局部的不良反应，如声音嘶哑、咽部不适和念珠菌感染等，吸药后应及时用清水含漱口咽部，选用干粉吸入剂或加用储雾器可减少上述不良反应。

3. 茶碱

常用药物为茶碱缓释片，每次0.2～0.4 g，每天2次。常见不良反应：有效血药浓度与中毒浓度接近，且影响茶碱代谢的因素较多，如同时应用西咪替丁、喹诺酮类或大环内酯类等药物可影响茶碱代谢而使其排泄减慢，增加其不良反应，如恶心、呕吐、心率增快、心律失常等。

4. 祛痰药（黏液溶解剂）

应用祛痰药有利于气道引流通畅，改善通气功能。常用药物有盐酸氨溴索、乙酰半胱氨酸、福多司坦、桉柠蒎等。不良反应：常见的有恶心、呕吐、胃部不适等。

5. 抗氧化剂

应用 N-乙酰半胱氨酸（0.6 g，每天 2 次）或羧甲司坦等可降低疾病反复加重的频率。

6. 中医药治疗

慢阻肺在中医学中属于"咳嗽""哮病""喘证""肺胀"等范畴，是以久病体虚为根本，主要外因为外邪侵袭，而痰浊血瘀贯穿慢阻肺发生、发展的始终。与该疾病类似的论述最早记载于《黄帝内经》，《灵枢·五阅五使篇》《灵枢·胀论》《诸病源候论》等诸多古文中也有相关记载。

中医药治疗慢阻肺已经有了悠久的历史。其在治疗上遵循"急则治其标，缓则治其本"的原则，根据患者本身去选择祛邪或扶正，或者两者并用。其中，三伏贴是常用的外治方法。

三伏贴的原理是冬病夏治。使用者需要在三伏天，将中药贴敷于特定穴位上，等待其发挥药效。此时皮肤毛孔舒张，有利于药物的渗透。人体穴位在受到刺激后，经络会进行传导和调整，从而改善敷贴者的阴阳偏衰和气血运行，提升机体的免疫力。三伏贴的药物组成中，白芥子、延胡索具有温通利气、燥湿化痰的作用；甘遂能调经理气，提高机体免疫力；细辛可以温肺化饮、祛风散寒；肉桂则具有温通经脉、散寒镇痛的作用。

中西医结合治疗比单纯的中医治疗或西医治疗效果更好，在采取治疗时可以同时联合运动疗法和呼吸康复训练。

二、非药物治疗

（一）戒烟

吸烟者是慢阻肺的高发群体，俗话说"十个烟民，八个慢阻肺"，慢阻肺死亡患者中 85%～90% 有吸烟史。因此，戒烟是所有吸烟慢阻肺高危人群和患者的首要干预措施。

此外，被动吸入二手烟也会导致呼吸系统症状，引发慢阻肺。女性对二手烟更为敏感。孕妇吸烟可能会影响子宫内胎儿发育和肺脏生长，并对胎儿的免疫系统功能有一定影响。

目前主要的戒烟干预措施有药物干预和非药物干预。

1. 药物干预

WHO 推荐使用的戒烟药物中，一线药物有尼古丁替代疗法（nicotine replacement therapy，NRT）类药物（包括尼古丁含片、咀嚼片、贴片、吸入剂以及喷雾剂）、盐酸安非他酮和伐尼克兰，二线药物如可乐定和去甲替林。

目前我国已被批准使用的戒烟药物：非处方药有尼古丁贴片、尼古丁咀嚼胶；处方药有盐酸安非他酮缓释片、伐尼克兰。

2. 非药物干预

焦虑、沮丧、抑郁等负面情绪，容易出现在处于戒烟过程中和戒烟结束后的慢阻肺高危人群和患者中。非药物干预常用于帮助这一群体提高戒烟成功率，防止复吸。通常采取的非药物干预手段包含常规干预法、"5R"干预法和"5A"干预法。

（1）常规干预法。

常规干预法是在吸烟者住院期间劝诫其戒烟。常规干预法能起到暂时帮助戒烟的作用，但在出院后，各种诱发因素（如社会交际因素）容易造成复吸，导致目标群体戒烟失败。只有不断重复健康教育，并联合行为干预，才能逐渐降低烟瘾发作的频率和程度。

（2）"5R"干预法。

"5R"干预法适用人群：没有戒烟意愿的吸烟者。"5R"干预法可以增强这一人群的戒烟动机。

"5R"干预法具体内容：相关性（relevance）、危害（risk）、益处（rewards）、障碍（roadblocks）和重复（repetition）。①相关性：使吸烟者认识到戒烟是与自身及家人健康密切相关的事。②危害：使吸烟者认识到吸烟严重危害健康。③益处：使吸烟者认识到戒烟带来的健康益处。④障碍：使吸烟者认识到戒烟过程中可能遇到的障碍及挫折，并告知其处理方式，帮助其克服困难。⑤重复：重复对吸烟者采取上述干预措施。

（3）"5A"干预法。

"5A"干预法适用人群：有戒烟意愿的吸烟者。"5A"干预法有助于帮助吸烟者戒烟。

"5A"干预法具体内容：询问（ask）、建议（advice）、评估（assess）、帮助（assist）和安排（arrange）。①询问：询问并记录吸烟情况。②建议：建议所有吸烟者戒烟。③评估：评估吸烟者的戒烟意愿。④帮助：提供戒烟帮助。比如提供戒烟资料和转诊至戒烟门诊或戒烟热线。我国戒烟热线：400-808-5531 或 400-888-5531。全国公共卫生热线（12320）也为群众提供戒烟咨询服务。⑤安排：安排随访。开始戒烟后，应随访至少6个月，6个月内随访次数要大于等于6次，每次就诊时重复干预。随访形式可选择戒烟者到戒烟门诊复诊，或者通过电话随访戒烟情况。

（二）教育、个人卫生防护

对于因职业原因和慢性粉尘、刺激性气体、生物燃料等非感染性因素所致慢阻肺的患者，应开展疾病相关知识教育，改善患者生活习惯，减少与上述因素接触，脱离有害环境，降低慢阻肺急性加重风险。个人卫生防护也是教育及改变生活习惯的重要内容，佩戴口罩、手卫生、保持一定的社交距离等传染病预防措施可对减少慢阻肺急性加重发挥一定作用。

1. 改善烹饪环境，打造无烟厨房

用生物燃料（木柴、动物粪便、农作物秸秆等）烹饪容易造成室内污染。生物燃料烹饪所致的慢阻肺多见于女性。

（1）日常烹饪推荐首选用液化气和电等的无污染炉灶，而不是传统的煤和生物燃料。

（2）烹饪方式尽量避免大量油烟刺激。

（3）提高排风、排烟装置普及率。烹饪前3~5分钟开油烟机，烹饪完3~5分钟后再关油烟机。

（4）加强厨房通风，勤清洁炉灶。

（5）加强女性高危人群相关预防知识了解程度，从而降低慢阻肺发生。

2. 减少室内灰尘堆积

室内灰尘多是慢阻肺的危险因素之一。

（1）勤打扫室内，提倡湿式清扫。

（2）空气质量高的时候建议每日开窗通风半小时以上，保持室内空气清新。

（3）冬季通风，注意保暖，室内温度应在18~20 ℃。

3. 加强职业防护

职业性粉尘（二氧化硅、煤尘、棉尘和蔗尘等）的浓度过大或接触时间过久时，可导致慢阻肺的发生。高危人群应加强职业防护，避免与有毒、有害气体及化学物质接触。

4. 防范空气污染

空气污染严重时应减少外出，或外出时戴好防雾霾口罩。回家后要及时清洗裸露皮肤及鼻孔。家中应配备空气净化器，并定期清洗、替换滤芯。

(三)患者自我管理

慢阻肺患者自我管理是一种结构化、个体化、包含多个组成部分的干预措施,目的是激励、吸引和支持患者采用健康的行为方式,掌握管理疾病的良好技巧。慢阻肺患者的基础治疗为使用长效吸入性支气管舒张剂,正确地掌握吸入药物使用方式,对于慢阻肺的治疗具有重要意义。良好的药物治疗效果,对于患者治疗依从性具有显著的正向作用。对于有慢阻肺急性加重高风险的人群,良好的自我管理也包括对呼吸困难、咳嗽、咳痰等慢阻肺症状的监测,能够增强对慢阻肺急性加重的早期识别和预警,及早开展治疗,避免病情恶化。

(四)疫苗接种

病毒和细菌感染是慢阻肺急性加重最主要的原因之一。国内外多个指南均推荐慢阻肺患者接种疫苗,包括流感疫苗、肺炎球菌疫苗、新型冠状病毒疫苗、百日咳疫苗及疱疹病毒疫苗。疫苗接种可以减少慢阻肺患者严重下呼吸道感染的住院可能性及死亡风险,降低慢阻肺患者急性加重的住院风险,并且这种保护作用随着肺功能受损严重程度增加而加强。

(五)氧疗

氧疗是慢阻肺急性加重,伴有慢性呼吸衰竭的患者的基础治疗。慢阻肺患者因肺功能的下降,伴有不同程度的通气功能障碍,严重者可伴有慢性呼吸衰竭。因此,改善患者的氧合水平是慢阻肺全流程治疗过程中基础的一环。根据患者呼吸衰竭的类型、严重程度及血流动力学改变等指标进行评估,有多种氧疗方式可供选择。

1. 控制性氧疗

一般采用鼻导管或文丘里面罩给氧模式,适用于无严重并发症的慢阻肺急性加重患者,患者配合度佳,耐受性良好。患者氧疗后易达到满意的氧合水平($PaO_2 > 60$ mmHg 或 $SpO_2 > 90\%$)。但 FiO_2 不宜过高,以防 CO_2 潴留及呼吸性酸中毒。相较于鼻导管给氧模式,文丘里面罩更能精确地调节 FiO_2。氧疗 30 分钟后应密切监测手指血氧饱和度变化或复查动脉血气,以满足基本氧合又不引起 CO_2 潴留为目标调节 FiO_2。

2. 经鼻高流量湿化氧疗

经鼻高流量湿化氧疗是一种通过高流量鼻塞持续提供可调控相对恒定 FiO_2(21%~100%)、温度(31~37 ℃)和湿度的高流量(8~80 L/min)吸入气体的治疗方式。与控制性氧疗相比，经鼻高流量湿化氧疗供氧浓度更精确，特别是在高供氧浓度氧疗时，加温湿化效果更好。与无创机械通气相比，经鼻高流量湿化氧疗的舒适性及耐受性更佳。经鼻高流量湿化氧疗具有改善气体交换和减少呼吸功、降低呼吸频率、增加肺容量等生理优势，在轻至中度呼吸衰竭或轻度呼吸窘迫患者中可广泛开展。

3. 机械通气

慢阻肺患者机械通气目的：①纠正严重的低氧血症，改善重要脏器的氧供应；②治疗急性呼吸性酸中毒，纠正危及生命的急性高碳酸血症；③缓解呼吸窘迫；④缓解呼吸肌的疲劳；⑤降低全身或心肌的氧耗量。对于轻至中度呼吸衰竭患者，可在使用控制性氧疗或经鼻高流量湿化氧疗氧合改善不佳时，或中至重度呼吸衰竭患者为迅速纠正低氧血症、改善氧合时，可根据患者的呼吸形式、意识、血流动力学等改变程度，选择无创或有创机械通气。

（六）内科介入治疗

可开展经支气管镜肺减容术（bronchoscopic lung volume reduction，BLVR），在内镜下置入单向活瓣，允许靶肺叶分泌物和残存气体单向排出体外，但阻止气体进入活瓣远端肺组织，从而使肺不张，实现肺减容。其目标为减少肺容积，改善肺、胸壁和呼吸肌力学特征，从而改善肺功能、呼吸困难、运动能力和生活质量。

（七）外科干预

1. 肺移植

慢阻肺患者经过积极、充分的内科治疗（包括戒烟、充分的支气管舒张剂及激素吸入、康复锻炼、长期氧疗等）无法阻止疾病进展，不适合肺减容术或肺减容术后疾病进展时，可考虑行肺移植手术。

2. 外科肺减容术

外科肺减容术是指通过手术切除部分气肿的肺组织来治疗慢阻肺的手段。适合经过最佳的内科药物治疗和康复治疗后仍有严重的呼吸困难，肺功能检查提示有明显的阻塞性通气功能障碍，肺弥散功能障碍，肺容量检查有气体潴留的证据的慢阻肺患者。对于以上叶病变为主和术前活动耐量差的慢阻肺患者，行外科肺减容术获益更加明显。

三、康复治疗

（一）呼吸康复

对于有呼吸困难症状的患者，呼吸康复应作为常规推荐。GOLD 报告指出，在慢阻肺急性加重住院期间或出院后 4 周内进行呼吸康复训练可以改善患者肺功能，降低患者未来急性加重和再住院风险。计划开展呼吸康复的患者应先经过详细的评估，由呼吸专科医生及康复科医生协作，根据患者个体化特点，制订分阶段呼吸康复方案。

1. 患者评估

一般情况的评估、检查评估（体格检查、化验检查、肺功能检查）、诊断评估、症状（呼吸困难、疲劳）评估（mMRC、CAT）、运动评估等。评估是综合肺康复方案中最重要的组成部分之一，有助于确定患者的肺康复计划以及评估整体疗效。包括目标的确认、特殊的医疗需求、吸烟状态、营养状态、自我管理能力、健康素养、心理健康状态、社会环境、并发症、运动能力和局限性。

2. 运动训练

每次运动的时间和次数要相对固定。运动环境温度要适宜，尽量避免在空气混浊、寒冷或炎热环境下运动。运动前一定要先做好热身锻炼，运动结束后可以适当做些拉伸。如果运动强度较大，建议在训练结束后 1 小时内补充蛋白质。但不能训练完马上吃东西，运动结束和进食之间至少相隔 30 分钟。训练时不要憋气，发力时呼气，还原时吸气。

采用运动训练时，患者应注意在身体条件允许的情况下量力而行，如出现呼吸困难、胸闷、恶心等症状应立即停止训练。病情重的患者不建议进行高强度训练。

（1）耐力训练：平板运动、功率自行车、快走、慢跑、游泳、划船、跳舞等。慢阻肺患者肺康复训练频率为 3～5 次/周，每次 20～60 分钟。要达到有效的康复效果，肺康复训练至少要坚持 6 周。

（2）间歇训练：间歇训练允许临床医生改变患者的运动强度、运动持续时间、休息时间以及休息时间和持续时间的比例。与持续运动训练比较，高强度间歇运动可以使重度慢阻肺患者总的运动时间延长 3 倍，显著降低运动训练过程中的代谢水平，达到更为稳定的通气效应。

（3）阻力训练：骨骼肌功能障碍是慢阻肺的肺外表现之一，阻力训练一般使用举重机或哑铃、杠铃等可自由调节重量的器械，同时还包括上肢、下肢肌群的力量训练。适用于不能参加或不愿意参加耐力训练的慢阻肺患者，相较于耐力训练，也可以使患者在身体功能和生活质量等方面得到改善。

（4）上肢训练：上肢无支撑耐力训练能显著改善上肢运动耐力，上下肢联合训练方案优于单纯下肢运动训练。上肢肌力训练能够改善慢阻肺患者运动能力，减轻呼吸困难的症状和提高健康相关的生活质量。

（5）拉伸训练：因拉伸训练是所有运动训练开始时必要的训练，所以也包括在慢阻肺康复中。训练方式包括塑形瑜伽和上下肢主要肌群的伸展等训练，2~3次/周，每个主要肌群的拉伸动作停留30~60秒，重复2~4次。

3. 呼吸功能锻炼

呼吸功能锻炼可以减轻患者呼吸困难症状、提高运动耐力、提高生活质量。适合慢阻肺患者的呼吸功能锻炼包含不同的方式。常见的方式有缩唇呼吸、腹式呼吸、坐式呼吸、立式呼吸、呼吸操、抗阻呼吸等。患者可依据具体情况，采取不同的呼吸功能锻炼方式，并在锻炼的同时，适当结合扩胸运动、转体运动等有氧运动。

（1）缩唇呼吸：患者用鼻腔吸气，缩唇做吹口哨状，然后缓慢将气呼出。尽可能延长呼吸时间，患者可根据自身情况自由调整缩唇呼吸程度。

（2）腹式呼吸：患者取坐位或卧位，一手放在胸前，一手放在腹部。呼气时按压腹部，吸气时鼓起腹部，而后缓慢将气呼出。整个腹式呼吸过程中需要尽可能避免胸廓活动，并注意是鼻吸气，缩唇呼气。

（3）坐式呼吸：患者取坐位，将双腿盘起，双手掌心分别自然放于膝盖上，深吸气，然后屏气8秒，呼气，每天做15个循环。

（4）立式呼吸：患者取站立位，将两腿并拢，然后向上举起双臂，鼻腔吸气，放下双臂时缓慢用嘴呼气，每天做10个循环。

（5）呼吸操：患者双手握拳，取仰卧位。吸气时将肘屈起，呼气时将肘伸直，结束后恢复平静呼吸。然后患者取站立位，双脚分开，保持与肩同宽，双手左右交替做旋呼复吸。

（6）抗阻呼吸：在距离患者唇部15~20 cm处点燃蜡烛，指导患者在呼气时吹蜡烛，并观察蜡烛火焰摆动情况。火焰被吹灭则可适当延长蜡烛距患者口唇的距离，距离应保持在火焰能够被吹斜但不被吹灭的范围。也可以将气球作为道具，指导患者吹气球，反复做吹气球动作直至患者感到疲累吹不动后方可停止。

4. 排痰训练

详见下篇第十六章活动5中相应内容。

5. 神经肌肉电刺激

如果具备神经肌肉电刺激的设备及技术条件，对于吸气肌无力、因合并症不能或不愿行肺康复训练的特定患者（低体重指数或股四头肌无力），可考虑行神经肌肉电刺激。

（二）心理疗法

慢阻肺与心理健康是互相影响的。慢阻肺容易给患者造成心理上的负担和精神上的伤害，从而导致患者因为焦虑、抑郁等负面情绪降低治疗依从性。生活上的不顺心、对病情的不了解、对疾病的忧虑也可能造成患者出现身心反应，从而引起呼吸急促或气短，加重慢阻肺患者病情状况。因此，医务人员需要重视对患者的心理疏导，用耐心的态度安慰患者，提供情感支持，从而加强患者对疾病的认知、增强自信心、提高治疗依从性。

对于住院患者，应该给予舒适、安全、放松且安静的病床环境。要注意环境的空气质量，勤通风打扫，防范空气污染，使室内空气处于流通、清新且温度适宜的状态。同时对住院患者集体开展康复治疗训练，对患者心理障碍的克服、治疗参与主动性的提升有着积极作用。

1. 非药物干预

（1）常见非药物干预方法。

① 支持性心理治疗：对患者心理问题进行解释、疏导、安慰和鼓励，消除负面情绪。② 认知行为治疗：通过改变患者不合理认知并通过矫正不良行为，来解决对应的心理问题。③ 集体心理治疗：设立治疗小组，成员之间相互沟通，解决心理问题。④ 放松深呼吸训练：深呼吸有助于心跳减缓，血压降低，转移患者在压抑环境中的注意力。深呼吸训练持续3~5分钟，每天练习3~5次。⑤ 正念减压治疗：正念是通过冥想训练，来减轻压力和负面情绪。正念有助于缓解压力和管理情绪，辅助慢性疾病治疗。⑥ 生物反馈技术：生物反馈技术是借助传感器将采集到的脏器活动信息加以处理和放大，转换成人们能够理解的视觉和听觉信号，并用仪器显示。

（2）日常保持愉快心情的秘诀。

① 怀有宽容、接纳的心态。与世无争，顺其自然，服老不逞强，不要拿自己的尺子衡量别人。② 培养一些业余爱好。比如听音乐、看电影、唱歌、跳舞、打牌、看书、种菜、养宠物、禅修等。③ 社会支持。有可以谈心的亲友，能够进行适当的宣泄；能够获得社区信息（如知道去哪里看病、娱乐，哪里有老年大学）；获得归属感（属于一个集体，如合唱团体、舞蹈队、健身气功团体）；获得价值感（如承担一些家务，做志愿者）。④ 合理运动，适当健身。⑤ 学会放松训练与冥想。足浴、按摩、闭目深呼吸等方法。

（3）和他人保持有效、积极交流的窍门。

① 说话以"我"开头，而不是"你"。这样的说话方式隐去了职责，蕴含着开放，并且着重强调事情对自己的影响。② 尽量用开放式的言语交流与自己对话或与周围人交流。例如，"好不好""怎么样""可不可以"等。③ 避免用"总是""老""就"这样的字眼，这些字眼具有指责性。

2. 药物干预

大部分患者年龄大、身体素质不高并同时服用多种治疗躯体疾病的药物。因此，在心理干预服药环节需要选择相互作用少、可耐受性高的药物，并考虑患者服药后呼吸功能所受的影响。对伴有Ⅱ型呼吸衰竭的患者，禁用苯二氮䓬类药物。由于苯二氮䓬类药物可能会有呼吸抑制的作用，因此也不适合应用于慢阻肺患者的抗焦虑治疗中。

(三)健康教育指导

慢阻肺患者的健康教育指导应贯穿治疗的方方面面。对于存在明显负面情绪和心理障碍的患者，要及时给予心理疏导和有效沟通，增强患者对康复治疗的自信心和积极性。在进行健康教育时，要注意使用简单易懂的语言，避免使用专业术语；态度应耐心、热情；对患者的回应及时给予回复；多对患者讲解成功案例，增强患者自信心。

健康教育指导主要内容应包括但不限于以下内容。

1. 戒烟

戒烟是所有吸烟慢阻肺患者的关键干预措施。任何时候戒烟都可使吸烟者的FEV_1获得改善，并使FEV_1年下降速度减慢。即使是已经发生症状的慢阻肺患者，认真地戒烟对其缓解病情、提高生命质量仍然是有效的、有益的。需要强化患者对戒烟的认知能力，增强其戒烟和康复的信心，并做好随访工作。随访形式为要求患者到戒烟门诊复诊或电话了解戒烟情况。

2. 慢阻肺干预手段

干预手段包括疫苗接种、药物治疗、营养干预、运动康复训练和呼吸功能锻炼等。提高患者对营养干预的认知，从而改善其营养状态；通过理解康复训练的重要性，从而提升患者对康复训练的积极性，提高机体免疫力，增强防御能力；通过科普、建议患者接种流感疫苗、肺炎球菌菌苗，来促进患者预防、减少呼吸道感染，减缓疾病进展速度。

3. 自我管理技能

如果稳定期患者积极进行自我管理，常常能预防急性加重或明显减少急性加重的次数，从而有效延缓肺功能下降的速率和病情进展，显著改善症状和提高生活质量，减轻疾病负担。因此，稳定期患者要在院外开展积极的自我管理，并持之以恒。

患者自我管理技能内容应包括：树立自我管理疾病的意识、与医生建立和谐的医患关系、学习和了解慢阻肺基本知识、学会通过互联网进行自我管理，以及掌握在饮食、运动和其他生活上应注意的事项，比如避免接触环境危险因素、防寒保暖、预防感冒、排痰训练、合理饮食运动、呼吸功能训练和康复训练等。

4. 心理支持

指导患者在不开心时学会放松、冥想。提高患者对自身压力与情绪的察觉，及时排解或寻求帮助。对患者及时给予回应，认真倾听，积极鼓励，提升患者对治疗的积极性和自我价值感。

（四）营养治疗

慢阻肺患者可合并营养不良，导致肌肉萎缩和功能障碍。研究表明，肺康复联合营养支持能够更好地增加去脂体重和大腿中段横截面积，能够逆转慢阻肺患者体重下降和肌肉萎缩，有利于患者进行和耐受运动训练，并改善生活质量。

慢阻肺患者因急性加重或多种原因发生营养摄入下降与消耗增加、整体营养状态恶化、肌肉组织萎缩以及异位脂肪蓄积时，可以通过少食多餐、高脂高蛋白饮食（脂肪供能占总能量的45%、蛋白质供能占总能量的20%）、提高不饱和脂肪酸含量来改善患者的营养状态。当正常食物无法满足营养需求时，可以使用营养补充剂。

（五）远程医疗

慢阻肺作为一种常见的慢性疾病，门诊长期规范化管理、稳定期维持治疗和及时发现急性加重或疾病进展的重要性已经得到充分的肯定。基于二级以上医院与基层医院联动的分级诊疗体系，可构建多级医疗机构间的慢性病管理平台。由多级别医疗机构、多学科人员（医生、护士、药师、康复科医生和管理人员等）参与慢性病管理平台，通过规范化管理流程，尤其是通过现代信息和管理软件技术建立的管理平台，为慢阻肺患者提供全面、连续、主动的科学管理。慢阻肺患者一旦确诊即应开启慢性病管理，慢性病管理应贯穿患者病程。可依托物联网技术构建慢性病管理平台，构建线上加线下的互联网诊疗新模式，可以提升医疗质量，保障患者安全，提高服务效率，降低医疗成本，规律对患者进行随访及疾病评估。

由于康复可及性问题，许多慢阻肺患者不能及时转诊到有康复资质的医疗机构接受系统性康复干预。远程康复被认为可以作为传统康复的替代模式，通过电话、手机APP、社交媒体、网络视频会议等方式开展康复干预，其安全性和效果跟传统的、以医院为中心的康复干预相当。远程健康技术的应用不仅能指导患者进行肺康复训练，还能对患者进行监督及随访，且能更加及时地根据患者的病情调整康复方案，操作灵活性强，克服了患者交通不便捷导致肺康复治疗脱落率高的问题。因此，远程健康技术在肺康复中有较好的应用前景，应积极推行并应用，促进肺康复治疗的推广。

第七章
慢阻肺高危人群和患者的社区筛查及诊断

一、慢阻肺高危人群筛查的方法和流程

慢阻肺起病隐匿，初始症状轻，甚至无临床症状，容易被忽视，而当患者出现临床症状时，肺功能已出现明显下降，减损已达到30%～50%，从而失去了最佳诊断时机和治疗时机。因此，对慢阻肺，特别是无症状的慢阻肺进行早期诊断、早期干预具有重要意义。目前，国内外指南均推荐肺功能检测作为慢阻肺诊断的"金标准"，但此项检查在我国社区卫生服务中心普及不足，因此社区人群中众多的慢阻肺患者不能及时被诊治，从而贻误最佳的诊疗时机。研究显示，85%的慢阻肺患者最佳诊断时机是在确诊前的5年。对此，首先在社区人群中通过对慢阻肺高危因素进行筛选，再联合肺功能检测，有望大大提高慢阻肺的检出率，同时降低检查成本，有利于慢阻肺的早期诊断和干预管理。

（一）目标人群

常住人口中40岁及以上社区居民。患有严重心、脑疾病或肝肾功能障碍，严重精神障碍者须排除在外。

（二）知情同意

工作人员首先向筛查对象发放知情同意书（附录2-1），详细告知筛查目的、意义以及参加筛查的获益和可能存在的风险，并回答筛查对象的问题，在自愿的原则下签署知情同意书。

（三）筛查登记

基层医疗卫生机构对符合条件的筛查对象进行筛查登记（附录2-2），登记内容包括居民基本信息、联系方式、既往疾病史等。

（四）问卷调查

慢阻肺问卷调查是一种经济、便捷的早期筛查方法，对于基层医疗机构识别高危人群具有重要意义。2013年我国医学专家在综合考虑我国国情及文化差异的基础上，结合我国人口流行病学研究数据，发布了慢阻肺自我筛查问卷（COPD-SQ）（附录2-3）。该问卷包括7个方面的问题（年龄、吸烟、BMI、咳嗽、呼吸困难、家族史、烹饪烟雾接触）。经国内测试显示，其敏感度与特异度较高（60.6%与85.2%），可用于慢阻肺无症状者的早期诊断，且具有方便、成本低、适合社区基层使用等优点。

建议社区医生采用面对面询问的方式，对筛查对象开展慢阻肺患病风险评估，评估内容包括慢阻肺自我筛查问卷、慢阻肺知识知晓情况（附录2-4）、个人生活方式和疾病史等。

（五）简易肺功能检查

肺功能检查是评估慢阻肺的"金标准"，能够提高轻度患者的诊断率，减少因早期无症状而出现的漏诊。因此，除问卷筛查外，肺量计检测应视为早期筛查方法，便携式手持肺功能仪也开始成为基层医疗机构的简便、可行检查手段，用于高危人群中发现早期病例。基层医疗卫生机构工作人员组织筛查对象接受简易肺功能检查，采用便携式肺功能仪器测定肺功能，按照规范操作以后，读取FEV_1与FVC的数值，进行结果判定。

（六）慢阻肺高危人群判定

1. 慢阻肺自我筛查问卷总分≥16分

研究显示，对慢阻肺自我筛查问卷结果为阳性（≥16分）的人群进行肺功能检查，以GOLD标准、GOLD 2~4级和GOLD＋呼吸症状诊断的慢阻肺的检出率，均显著高于全人群慢阻肺检出率。因此，当筛查对象慢阻肺自我筛查问卷总分≥16分时，即可认定其为慢阻肺高危人群，告知其筛查结果，并予以转诊至二级及以上医疗机构进一步明确诊断。

2. 简易肺功能检查FEV_1与FVC比值（FEV_1/FVC）＜70%

筛查对象采用便携式肺功能仪器测定肺功能，观察指标为FEV_1/FVC，若患者该指标≥70%，为肺通气功能正常；若该指标＜70%，为肺通气功能异常。因此，当筛查对象简易肺功能检查FEV_1/FVC＜70%时，即可认定其为慢阻肺高危人群，告知其筛查结果，并予以转诊至二级及以上医疗机构进一步明确诊断。

二、肺功能检查操作规范

肺功能检查是呼吸系统疾病的必要检查之一，对早期检出肺及呼吸道病变、鉴别呼吸困难的原因、评估肺部疾病的严重程度、评定疾病治疗效果、评估肺功能手术或对劳动强度的耐受力等各方面具有重要的指导意义。因此，肺功能检测的质控非常重要，社区医生在进行肺功能检测时必须规范操作。

（一）严格掌握禁忌证

详见附录2-5。

（二）做好检查前准备

1. 环境准备

（1）空间相对独立，比较安静，减少干扰。

（2）通风条件良好，减少污染。

（3）环境条件稳定，减少变动（理想室内温度为18～24 ℃、理想相对湿度为50%～70%、标准大气压力为760 mmHg）。

（4）最好能靠近病房或急诊，利于患者的急救。

2. 仪器和物品准备

（1）仪器必须每日进行环境校准，检测前要用3 L定标筒对肺量计进行容积校准，每周至少进行一次线性验证。

（2）急救药物（如支气管舒张剂、抗过敏药物、心血管急救药物等）；雾化吸入的用物；吸氧材料及装备；静脉输液的用物；气管插管急救包。

（3）其他材料（一次性过滤器、一次性咬嘴、鼻夹等）。

3. 受试者人员准备

要求受试者测试前4小时内不能饮酒；测试前1小时内不能吸烟；测试前30分钟内不可以做剧烈运动等。

（1）询问病史：判断适应证，排除禁忌证。

（2）了解用药：判断是否符合停药要求。

（3）登记资料：姓名、性别、出生日期。

（4）体格检查：准确测量身高和体重，高血压患者必要时测量血压。

（5）动作练习：指导受试者练习用力呼吸动作，掌握动作要领；教会受试者正确使用口咬嘴，方法为将口咬嘴放入口中，用嘴唇包紧，不要漏气，夹上鼻夹或用手捏住鼻子，用嘴巴进行呼吸。

（三）肺通气功能检查

（1）检查体位：①一般取坐位，注意座椅平稳，挺胸坐直，不靠椅背；②双脚着地，不翘腿；③头保持正直，下颌自然水平或稍微上仰；④切勿低头、弯腰、俯身；⑤松解过紧的腰带、内衣和其他衣服，以免限制呼吸，影响结果。

（2）开启测试程序，进行环境校准及定标。

（3）新建受试者信息：点击"新建受试者"，输入受试者基本信息。

（4）受试者根据医生指令开展肺功能检测。①肺活量测定：均匀平静呼吸3次，以中等速度深吸一口气，深呼一口气。②用力肺活量测定：大吸一口气，用爆发力吹气，保持吹气6秒以上，再吸一口气。③最大分钟通气量测定：尽可能深地呼吸，呼吸深浅、快慢应保持一致，按照指导者要求的频率，持续进行反复快速吸气和吹气12秒以上。④弥散残气测定：吸入测试气体并屏气10秒后全部呼出。⑤支气管舒张试验：当患者的FEV_1<70%预计值时，应选择此项检查，试验前停止口服或吸入短效支气管舒张剂至少6小时，停止口服或吸入长效支气管舒张剂至少12小时。首先测定基础FEV_1，然后让患者吸入短效$β_2$受体激动剂（可以用MDI、干粉剂或雾化吸入），15分钟以后复测FEV_1，FEV_1改善率＞12%或绝对值增加200 mL为支气管舒张试验阳性。

社区卫生服务机构常规开展①、②、③项测定，④、⑤项测定可用于二级及以上医疗机构进一步确诊病例时开展。

三、慢阻肺的诊断标准

（一）慢阻肺的诊断

任何有呼吸困难、慢性咳嗽或咳痰和/或接触疾病危险因素史的患者都应考虑慢阻肺。在这种情况下，需要测定肺功能来作出诊断：支气管舒张剂使用后FEV_1/FVC<70%证实了持续性气流受限的存在，若患者合并存在相应临床症状和明确暴露于有毒刺激物病史，则可以考虑慢阻肺。肺功能测定是具重复性和最客观的气流受限测量方法，是一种无创易行的测试。

1. 总体要点

（1）任何有呼吸困难、慢性咳嗽或咳痰、反复下呼吸道感染史和/或接触疾病危险因素史的患者都应考虑慢阻肺。

（2）需要测定肺功能来作出诊断：支气管舒张剂使用后FEV_1/FVC<70%

证实存在持续性气流受限。

（3）慢阻肺评估的目标是确定气流受限的程度、疾病对患者健康状况的影响以及未来事件（如病情恶化、住院或死亡）的风险，以指导治疗。

（4）慢阻肺患者常伴有慢性疾病，包括心血管疾病、骨骼肌功能障碍、代谢综合征、骨质疏松症、抑郁、焦虑和肺癌。应积极治疗这些合并症，因为它们可以独立地影响死亡率和住院率。

2. 考虑诊断慢阻肺的关键指标

如果40岁以上的个体存在以下任何指标，请考虑慢阻肺，并进行肺功能测定。单项符合不能诊断，须多项指标同时符合才能诊断慢阻肺。肺功能是诊断慢阻肺的必要指标。

（1）呼吸困难：逐年加剧，活动后加剧，持续的呼吸困难。

（2）慢性咳嗽：可能是间歇的，也可能是干咳，反复喘息。

（3）反复下呼吸道感染：任何形式的慢性咳痰都提示可能为慢阻肺。

（4）风险因素：自身因素（如遗传因素、先天性/发育异常等），烟草烟雾（包括流行的地方烟制品），家庭烹饪和取暖燃料产生的烟雾，职业粉尘、蒸汽、烟雾、气体和其他化学物质。

（5）慢阻肺的家族史和/或童年因素：如出生体重过低，儿童期反复呼吸道感染等。

3. 鉴别诊断

主要的鉴别诊断是哮喘。在一些慢性哮喘患者中，使用目前的影像学和生理学测试技术无法将其与慢阻肺明确区分。

（二）慢阻肺的评估

慢阻肺评估的目标是确定气流受限的程度，其对患者健康状况的影响以及未来事件（如病情恶化、住院或死亡）的风险，以便最终指导治疗。要达到这些目标，慢阻肺评估必须分别考虑疾病的以下几个方面：肺功能异常及严重程度；患者目前症状的性质和程度；中、重度加重病史；合并症的存在。

1. 气流受限严重程度分级

慢阻肺气流受限严重程度的分级（附表1-3）使用了特定的肺功能测定切点。肺功能测定应在给予足够剂量的至少一种短效吸入性支气管舒张剂后进行，以最大限度地减少变异。GOLD全球策略公布的慢阻肺气流受限分级有GOLD1、GOLD2、GOLD3、GOLD4共4个等级，在肺通气功能受限患者中，$FEV_1 \geq 80\%$ 估计值为GOLD1（轻度）；$50\% \leq FEV_1 < 80\%$ 估计值为GOLD2（中度）；$30\% \leq FEV_1 < 50\%$ 估计值为GOLD3（重度）；$FEV_1 < 30\%$

估计值为 GOLD4（极重度）。

2. 症状评估

FEV_1、症状和患者健康状况的损害之间只有微弱的相关性，因此需要进行正式的症状评估。一种简单的呼吸困难测量方法——mMRC 呼吸困难问卷（附表 1-1）被认为足以评估症状。因为 mMRC 呼吸困难问卷与其他健康状况测量值有很好的相关性并能预测未来死亡风险。

3. 综合评估

现在人们认识到，慢阻肺对患者的影响不仅仅是呼吸困难。因此，建议使用各项措施对症状进行全面评估，如慢阻肺患者自我评估测评（附表 1-2）。了解慢阻肺对个体患者的影响，将症状评估与患者的肺功能分级和/或加重风险相结合。

在整个评估过程中，患者应接受肺功能测定以确定气流受限的严重程度（肺功能分级）。他们还应使用 mMRC 问卷评估呼吸困难或使用慢阻肺患者自我评估测评评估症状。最后，应记录他们的中度和重度急性加重史（包括住院史）。

（三）慢阻肺的其他早期诊断方法

1. CT 检查

计算机体层成像（computed tomography，CT）检查是评估肺气肿和气道阻塞性疾病，诊断慢阻肺的有效方法，特别是对早期无症状、无气道阻塞、肥胖或者肺功能正常者。近年来有研究将基于体素的定量 CT 检查用于诊断慢阻肺，发现其不仅具有较高的诊断率，而且有助于发现早期慢阻肺患者的小气道病变。即使没有呼吸道症状，采用基于体素的定量 CT 检查也可以用来评估早期肺部病变。研究也表明，利用体素化空气潴留的定量检测法，有助于诊断无临床症状但有肺损害的早期慢阻肺患者。

2. 生物指标

（1）血清学标志物对于早期诊断慢阻肺具有潜力。有研究发现慢阻肺患者血清 γ- 谷氨酰基转移酶（γ-glutamyl transferase，γ-GT）的水平明显高于健康对照组，且与肺功能指标的减退具有相关性，提示 γ-GT 可以预测和筛选早期无临床症状的慢阻肺患者。血管内皮生长因子（vascular endothelial growth factor，VEGF）和可溶性髓样细胞触发受体 -1（soluble myeloid cell triggering receptor-1，sTREM-1）是导致炎症反应的炎症信号因子。研究发现慢阻肺患者血清 VEGF、γ-GT 和 sTREM-1 水平明显高于正常，与治疗前相比，治疗后 VEGF、γ-GT 和 sTREM-1 水平明显降低，联合检测血清 VEGF、 γ-GT 和 sTREM-1 可能对于早期诊断慢阻肺具有价值。

（2）微小核糖核酸（microRNA，miRNA）是小分子未编码 RNA 的一种类型，具有高度稳定性、特异性和敏感度，在转录后基因调控中发挥重要作用。近年来研究发现慢阻肺患者血清中可能存在 miRNA 表达的异常。基于 miRNA 微阵列分析慢阻肺患者肺组织 miRNA 表达谱的变化，发现与肺功能正常的健康对照组比较，慢阻肺患者 miR-483-5p 表达显著降低，提示 miR-483-5p 可能是早期监测慢阻肺的有效生物标志物。研究发现，慢阻肺患者和重度吸烟者血清 miR-125a 水平低于健康对照组，差异有统计学意义，提示检测血清 miR-125a 水平可能有助于早期诊断慢阻肺，特别是对重度吸烟者。

四、慢阻肺高危人群和患者的发现途径

（一）开展社区主动筛查

2020 年 7 月，国家卫生健康委员会发起的基层呼吸系统疾病早期筛查干预能力提升项目（国卫疾控综合便函〔2020〕91 号），对基层医疗机构的肺功能仪器配备、人员培训、肺功能检查开展等作了清晰的要求并给予经费支持，显著推动慢阻肺早期筛查的普及。基层慢阻肺的筛查对于慢阻肺的防治具有非常重要的意义，各县（市、区）可根据当地实际情况，每年选择辖区内 1~2 个乡镇/街道，每个乡镇/街道以村/居委会为单位，按照整群的原则抽取常住人口中 40 岁及以上符合要求的社区居民，主动开展慢阻肺高危人群的筛查工作。

在整个筛查过程中，通过问卷调查和简易肺功能检查相结合的方法来精准定位慢阻肺高危人群。社区医生使用慢阻肺自我筛查问卷采用面对面询问的方式，对筛查对象开展慢阻肺患病风险评估，同时采用便携式肺功能仪器测定肺功能，按照规范操作以后，读取 FEV_1 与 FVC 数值，进行结果判定。当筛查对象慢阻肺自我筛查问卷评估总分≥16 分或者简易肺功能检查 FEV_1/FVC<70%，则判定为慢阻肺高危人群，告知筛查对象结果，并转诊二级以上医疗机构进行确诊。

（二）提高 40 岁及以上居民的肺功能检测率

根据《健康中国行动（2019—2030 年）》的要求，40 岁及以上居民肺功能检测率要求达到 25%。仅依靠二级以上医疗机构呼吸科专科门诊开展肺功能监测，是难以达到指标要求的，建议各医疗机构结合体检工作，在 40 岁及以上居民中推广肺功能检测。

1. 老年人健康体检

各地政府结合基本公共卫生服务，根据当地医疗卫生资源配置情况，在老年人健康体检中增设肺功能检测项目。尤其针对有高危因素，如呼吸困难、慢性咳嗽、反复下呼吸道感染、危险因素接触（吸烟、家庭烹饪）等的老年人，开展肺功能检测有利于早期发现慢阻肺患者，及早开始规范治疗，延长老年人的健康寿命并提高生活质量。

2. 职业卫生体检

对于有职业暴露因素的，如接触粉尘、蒸汽、烟雾、气体和其他化学物质的工种，要求开展肺功能检测项目。

3. 一般人群健康体检

结合各企事业单位职工定期开展的健康体检，针对40岁及以上员工增设肺功能检测项目。

（三）建立绿色通道确诊病例

依托医联体合作关系，各基层医疗单位与辖区内二级及以上医疗机构建立慢阻肺确诊"绿色通道"。通过社区主动筛查及各类体检发现的慢阻肺高危人群者，直接转诊至二级及以上医疗机构呼吸专科门诊，进行CT和肺功能等检查，以进一步明确诊断。

五、慢阻肺高危人群和患者的信息收集

（一）信息收集的目的

慢阻肺是一种常见的、可预防和可治疗的疾病，社区卫生服务中心、二级综合性医院呼吸专科等基层医疗卫生机构常作为慢性呼吸系统疾病的首诊机构，在慢阻肺全程管理中可发挥重大作用。全面准确地收集筛查对象的相关信息，对慢阻肺高危人群和患者开展综合评估，有利于高危人群的筛查和患者的及早发现，为开展个体化健康教育、制订康复治疗方案和长期随访计划提供依据。

（二）信息收集的内容

1. 基本信息

包括：姓名、性别、出生日期、身份证号码、文化程度、职业类别、婚姻状况等。

2. 慢阻肺知识知晓情况

详见附录 2-4。

3. 体格检查

包括：身高、体重、血压等。

4. 慢阻肺自我筛查问卷

包括：年龄、吸烟情况、BMI、咳嗽、呼吸困难、家族史、烹饪烟雾接触史等。

5. 生活方式调查问卷

包括：家庭情况、吸烟及饮酒情况、膳食习惯、生活习惯、疾病史等（详见附录 2-6）。

6. 自我管理能力评估

采用慢阻肺自我管理量表评估患者干预前后自我管理能力，量表包括危险因素控制、日常生活照顾、疾病治疗、呼吸道治疗控制 4 个维度，共 20 个条目，采用 0~5 分计分法，分数越高表示患者自我管理能力越强。

7. 疾病感知控制情况评估

采用简易疾病感知问卷对患者干预前后疾病感知控制情况进行调查，该问卷包括认知、情绪、理解能力 3 个维度，共 8 个条目，采用 0~10 分计分法，分数越高表示患者疾病感知控制水平越好。

（三）信息收集的质量控制

1. 技术支持

省、市级疾控中心专家制订技术方案，开展项目技术指导、效果评估等工作。

区（县）疾控中心专业人员协助开展质量控制、技术评估和项目推广工作。结合省级方案，细化本地区工作实施方案，指导社区卫生服务中心/乡镇卫生院开展慢阻肺高危人群筛查、健康宣教等工作。选定具有诊断资质的综合医疗机构（含医联体）或专科医院，建立"绿色通道"，组织对筛查发现的慢阻肺高危人群进行确诊。

综合医院或专科医院负责对基层医疗卫生机构慢阻肺防治技术进行业务培训和技术指导。建立"绿色通道"，协助基层医疗卫生机构确诊和治疗慢阻肺患者。

基层医疗机构明确项目具体负责人，配备专人负责问卷调查、简易肺功能检查、慢阻肺咨询等相关工作。为慢阻肺高危人群和患者举办健康教育讲座，邀请专家义诊，定期推送相关慢阻肺防控信息或发放健康教育处方。

2. 经费保障

上级财政（国家、省级）根据文件要求和工作开展计划，对每个慢阻肺综合防控项目县（市、区）予以一定经费补助。当地财政（市、区级）按照上级要求，配套相关项目经费，做到项目经费专款专用，以保障项目顺利实施和完成。

3. 信息来源

社区医生通过多渠道获得慢阻肺高危人群和患者的信息：面对面询问收集相关信息；查询健康档案了解疾病和用药信息；利用体检信息综合评估身体状况。

（四）信息收集

见附录 2-3、附录 2-4、附录 2-6。

第八章
慢阻肺高危人群和患者的健康管理

一、健康管理模式

基于医联体的多级管理是较为常见的慢阻肺患者健康管理模式。该模式以"医院-社区-家庭-个人"为体系，将患者在医联体内的医院和基层医疗机构之间上转下沉。医院负责诊疗和培训下级机构，社区提供康复训练、心理指导和宣教，家庭成员负责协调并给予患者支持，从而从整体上提高患者健康管理水平。健康管理内容应包含但不限于以下几方面（图8-1）。

（1）在信息平台上建立患者专项档案。模块内容应包含个人信息、筛查评估和结论、疾病随访管理、分级诊疗等。

（2）记录信息并评估。详细记录患者一般资料和疾病相关信息（生活方式、危险因素、实验室检查结果等）。针对患者具体健康状况制订干预方案和个性化指导。

（3）做好并追踪患者随访、转诊工作。及时动态化更新检查结果，掌握并反馈患者的干预和治疗效果。

（4）多样化开展慢阻肺患者的治疗干预活动。可以建立慢阻肺自我管理小组，增强医生与患者、患者与患者、患者与家属之间的互动性；积极开展相关内容干预课程；定期举办线下/线上健康讲座，强化医院、社区和患者家庭三者之间的信息交流。

（5）线上、线下开展宣传。鼓励社区多渠道推送慢阻肺健康知识，如定期发放慢阻肺健康宣传手册/折页，手册/折页内容应包括慢阻肺核心知识、营养食谱推荐、运动锻炼步骤、呼吸功能锻炼等干预指导；在多种网络平台推送简单易懂、生动形象的防治知识。

二、高危人群的干预方法

对影响健康的各种相关因素进行干预和控制，转变疾病的被动治疗为主动的健康干预，可以最大限度地促进健康。所以慢阻肺高危人群的干预方法

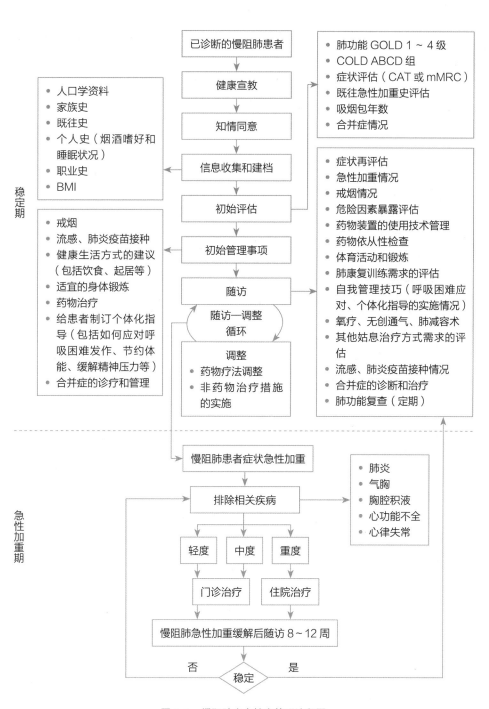

图 8-1 慢阻肺患者健康管理流程图

以预防为主，防治结合。

常见的干预方法包括肺功能检查、呼吸康复指导、药物干预、戒烟干预和监测、控制呼吸系统症状等。

（一）肺功能检查

慢阻肺早期往往没有明显症状，只是咳嗽、咳痰，容易被人忽视。将肺功能检查纳入40岁及以上高危人群常规体检内容，可通过早筛查而做到早发现、早治疗，达到早期干预的效果。目前我国肺功能检查存在普及率低、漏诊率高、治疗率低的现实问题。

40岁及以上人群，长期吸烟、职业粉尘或化学物质暴露等危险因素接触者，有活动后气短或呼吸困难、慢性咳嗽及咳痰、反复下呼吸道感染等症状者，以及符合其他高危人群标准者，建议每年进行1次肺功能检查，确认是否已患慢阻肺。即使检查结果正常也不能掉以轻心，需要坚持每年检查。

（二）呼吸康复指导

慢阻肺高危人群，尤其是伴有慢性呼吸系统症状的人群，应当指导其进行有效的呼吸康复锻炼。呼吸康复指导可以帮助高危人群加强气道廓清和引流，改善活动后气短等症状。目前可采取的呼吸康复指导主要包含有氧运动、呼吸肌锻炼和气道廓清技术等。可以通过小组形式集中开展高危人群康复训练，也可以在家单独进行。

（三）药物干预

高危人群如果有明显咳嗽、咳痰、呼吸困难，可以应用相应治疗药物对症治疗。虽然这类人群经常有因为气短或呼吸困难使用慢阻肺吸入药物的情况，但是这类人群药物治疗的效果评价尚缺乏循证医学证据。

（四）监测和控制呼吸系统症状

部分高危人群经常由于气候骤变、感冒、空气污染加重等原因症状加重。需要密切监测这类人群呼吸系统症状变化，定期随访，及时给予对症治疗。

三、高危人群及患者随访服务记录表和填报说明

（一）综合评估

社区首次纳入管理对象时，以及管理对象每年体检时，社区均需对管理对象进行 1 次综合评估。综合评估内容包含肺功能检查、吸烟状况、自身症状、合并症、急性加重门诊就诊和住院等情况，对管理对象进行肺功能分级、急性加重发生风险和合并症评估等综合评估，判定管理对象为高危人群还是患者，帮助顺利完成后续的治疗、管理和随访工作。

（二）随访内容

（1）了解管理对象目前生存状态，是否失访。

（2）对存活并能够随访到的管理对象，了解上次随访以来的情况，包括吸烟情况、自身症状、合并症、用药、急性加重门诊就诊和住院次数、疫苗接种、呼吸康复等综合干预措施实施情况。

（3）与管理对象共同制订危险因素改进目标，并在下一次随访时评估进展。

（4）告诉患者出现哪些异常时应立即就诊，完成随访记录表，预约下次随访时间。

（5）对已经死亡的管理对象，结合死因监测报告系统信息，了解其死亡时间、死亡原因和死亡地点，完成随访记录表死亡相关信息后终止对其随访。

（6）对去向未知的管理对象，经与知情人联系等多途径查找，3 次随访不到的对象确定为失访，终止对其随访。

（7）管理对象每年进行 1 次体格检查，可结合随访进行，内容包括病史询问、内科体检和实验室检查，具体体检内容参照《城乡居民健康档案管理服务规范》的健康体检表。

（三）随访频率

慢阻肺高危人群和患者每季度随访 1 次，一年共计随访 4 次。对于急性加重期患者，建议其向上转诊，并在转诊 2 周内主动随访患者。

（四）随访方式

社区医生可结合常规社区诊疗服务提供随访服务，也可根据实际情况采取电话随访或入户随访等多种形式开展随访工作。

（五）慢阻肺高危人群随访记录表和填报说明

慢阻肺高危人群随访记录表见附录 3-1。填报说明如下。

（1）问卷中均为必填项。基本信息中如为已知信息，来源于患者的健康档案，由系统直接导入。

（2）随访状态选择"3.迁移"时，必须填写新搬迁的地址；若无法获得地址信息，则视为"失访"。

（3）Q23 中总分是根据 Q14—Q21 题的回答作出的积分，系统自动计算累计分数。

（4）每次随访结束前都应填写本次随访医生姓名及随访时间。

（六）慢阻肺患者随访记录表和填报说明

慢阻肺患者随访记录表见附录 3-2。填报说明如下。

（1）问卷中均为必填项。

（2）随访状态选择"3.迁移"时，必须填写新搬迁的地址；若无法获得地址信息，则视为"失访"。

（3）Q14 中总分由系统自动计算。

（4）Q17 分组是根据 Q9—Q16 题的回答情况作出的综合判断，由系统自动分组。如果患者无"肺功能分级"，则此项判断标准忽略，根据其他情况作出判断。

（5）对于现在不吸烟的患者，Q18、Q19 选择选项"3.不适用"。

（6）每次随访结束前都应填写本次随访医生姓名及随访时间。

第九章
慢阻肺社区综合干预人员培训

一、目的

随着经济的迅速发展和人们生活质量及健康水平的提高，人们对医疗、保健、康复和健康教育可及性的需求不断增加，社区卫生服务由此兴起并发展。现阶段，发展具有中国特色的社区卫生服务是我国卫生体制改革的必经之路，但社区卫生技术人员的数量不足、素质不高正成为制约我国卫生体制改革、发展社区卫生服务的瓶颈之一。而作为解决上述问题策略之一的技术人员培训工作也有待调整与优化。加强社区卫生技术人员培训体系建设已经成为我国落实基本公共卫生服务项目、推动基本公共卫生服务均等化进程中必须解决的首要问题。只有通过规范、系统的培训，逐步完善社区卫生工作队伍的人才结构，弥补其数量和质量的不足，才能确保社区卫生工作的正常、健康运行，满足人民群众对社区卫生服务日益增长的需求。

对不同等级医院医生关于慢阻肺、高血压、糖尿病疾病认知情况的得分情况的比较发现，与二级医院相比，基层医疗机构医生对这些疾病的认知得分较低，其防治能力严重不足，与目前慢性病防治工作对基层医生的要求严重不符。基层医疗机构，尤其是社区卫生服务中心/站、乡镇卫生院/村卫生室，是医疗体系的"神经末梢"，基层医生是居民健康的守门人，是向其服务辐射区域的居民提供常见病、多发病、慢性病等诊疗服务的主体。因此，切实提升他们的慢性病防治能力和水平是推动我国慢性病整体防治工作的关键。同时，不同等级医疗机构医生的慢阻肺知识得分均明显低于高血压、糖尿病知识得分，二级医院及社区、农村基层医疗机构医生对慢阻肺知识的掌握严重不足，防治能力亟待改善。应发动社会各界力量呼吁和支持将慢阻肺纳入国家基本公共卫生服务，通过各种方式提高公众对慢阻肺的认知，提倡"像测血压一样测肺功能"，加强对基层医务人员关于慢阻肺和肺功能知识的培训，培育更多有呼吸专长的全科医生，并通过医防融合和呼吸专科医联体全面提升基层呼吸系统疾病诊疗能力。

二、培训对象

（1）苏州市疾病预防控制中心慢性病防制科相关工作人员。
（2）市（区）疾病预防控制中心慢性病防制科负责人及业务人员。
（3）市（区）各基层社区卫生服务机构和卫生院相关专业技术人员，社区慢阻肺综合干预技术体系示范项目各相关社区卫生服务站工作人员。

三、培训内容

（1）苏州市慢阻肺监测情况报告。
（2）慢阻肺的防治知识。
（3）社区如何开展慢阻肺筛查。
（4）基层肺功能检查规范与运用。
（5）肺功能检查原理、适应证及操作要点。
（6）肺通气功能检查及支气管舒张试验。
（7）肺功能检查结果质控和解读。
（8）简易肺功能仪标准化操作及注意事项。
（9）慢阻肺的危险因素及诊断评估。
（10）基层慢阻肺稳定期的管理。
（11）慢阻肺的基层综合防控。
（12）慢阻肺自我管理小组课程培训。

四、组织形式

（一）组织管理

（1）市疾控中心：制订市实施方案，开展市级培训活动；收集、整理、分析工作情况，根据发现的问题，及时调整方案，协调解决方案执行中的具体问题；技术指导全市工作；总结并推广工作经验。

（2）各市、区疾控中心：建立社区卫生服务中心/乡镇卫生院医防结合工作机制，落实实施方案；组织培训、指导社区卫生服务中心/乡镇卫生院开展慢阻肺自我管理小组活动，并进行督导和质量控制工作；收集并整理辖区工作材料，控制数据质量，总结工作成果，提交市疾控中心。

（3）社区卫生服务中心/乡镇卫生院：做好社区动员，招募慢阻肺自我管理小组成员，组织开展自我管理小组活动，完成效果评估调查，收集工作材料。

（二）质量控制

（1）市疾控中心负责培训各市、区骨干人员，各市、区因地制宜开展自我管理，小组组长分级培训、试讲、考核工作。

（2）各级疾控中心加强逐级项目技术指导。

第十章 慢阻肺社区综合干预成效评估

一、评估目的

了解工作开展情况，及时发现问题和解决问题；了解方案执行情况和工作效果；了解居民对工作的认可程度，同时为下一步工作方向提供思路和数据支持。

二、评估指标

1. 过程评估指标

（1）主要评估各级医疗卫生机构慢阻肺综合防治工作方案或计划的执行情况。疾病预防控制中心和综合医院对社区卫生服务中心业务知识的培训情况包括培训社区卫生服务中心个数、医疗人员数和疾控人员数、培训场次及数量。

（2）社区健康宣传情况：社区参加讲座的居民人数、场次，各类媒体宣传次数。

（3）社区慢阻肺筛查情况：社区慢阻肺高危人群筛查人数和管理人数。

（4）双向转诊执行情况：筛查出的高危人群到上一级医院进行慢阻肺诊断的人数、确诊人数、治疗人数和管理人数。

2. 效果和满意度指标

（1）慢阻肺高危人群和患者管理效果评价指标包括知识、态度和行为的变化情况。

（2）社区居民满意度调查指标。

三、评估的实施

1. 工作过程的评估

根据本地区社区慢阻肺综合防治工作计划，确定评估指标，设计进度调查表。

2. 效果和满意度评估

（1）通过抽样问卷调查，了解社区人群对慢阻肺防治知识的知晓情况和行为改变情况。

（2）问卷调查的对象为慢阻肺高危人群和患者，了解管理人群的管理满意率和慢阻肺防治知识、行为的改变情况。

（3）通过定性访谈，了解慢阻肺防治工作存在的问题，总结工作经验。

四、定性评估参考方案

为了解社区居民和项目参与人员对"社区慢阻肺健康促进项目"的认识和建议，进一步探索和总结基层慢阻肺公共卫生服务机制，对"社区慢阻肺健康促进项目"进行效果评价，特制订以下评价方案。

（一）专题小组讨论

1. 目的

了解社区医务人员在"社区慢阻肺健康促进项目"中的做法、经验、遇到的困难，以及对今后工作的建议。

2. 对象

在项目市级干预社区中选择社区卫生服务机构与项目相关的医务人员，包括县/区疾控中心项目负责人、社区卫生服务机构负责人、医护人员等。

3. 组织者

市级项目单位人员2人，其中1人负责主持讨论，另1人负责记录。

4. 专题小组讨论准备

（1）主持人和记录员事先要熟悉专题小组讨论提纲（附录4-1）。

（2）记录员事先熟悉小组讨论记录表，并准备录音设备。

（3）与社区卫生机构联络，确定专题小组讨论时间。

5. 组织实施

（1）主持人介绍专题小组工作目的，请参与讨论的医护人员逐一自我介绍。记录员按照座位顺序记录小组成员编号、特征性信息（附录4-2）。

（2）主持人依据专题小组讨论提纲，提出问题，组织讨论。在讨论中主持人要做到不诱导、不发表个人观点，鼓励每一名小组成员参与讨论、畅所欲言。

（3）记录员在附录4-2中记录每一名发言者的序号及发言内容（记录应尽可能完整、全面、忠实于原话，讨论会之后再结合录音，将记录补充完整）。

（二）社区居民个别访谈

1. 目的

了解试点社区居民对项目的认知度、参与项目居民对项目服务内容的参与（利用）情况、对项目的满意度，以及对社区慢阻肺健康服务的建议，为下次活动的开展提供参考。

2. 对象

在干预社区进行居民个别访谈，访谈项目参与者 10 人，要求每个项目参与者均来自不同家庭。在选择社区居民时，尽可能做到性别比例相当、涵盖各年龄段人口。

3. 组织者

最好由市级项目单位人员进行，或者由市级项目人员指导区级项目人员进行。

4. 个别访谈准备

（1）访谈者事先要熟悉"社区居民个别访谈提纲"（附录 4-3）以及个别访谈记录表，并准备录音设备。

（2）与社区卫生机构或居民委员会联络，确定个别访谈时间。

5. 组织实施

（1）由社区卫生服务机构人员或居委会人员带领入户。

（2）自我介绍，并介绍访谈目的。

（3）请被访者自我介绍，并记录被访者的个人信息（附录 4-4）。

（4）访谈者依据个别访谈提纲，提出问题，听取并记录被访者的回答（附录 4-4）。在访谈中，访谈者要做到不诱导、不发表个人观点，鼓励被访者畅所欲言。

（5）记录被访者的回答时应尽可能完整、全面、忠实于原话，访谈之后结合录音，将记录补充完整。

下篇

慢阻肺自我管理小组活动指导

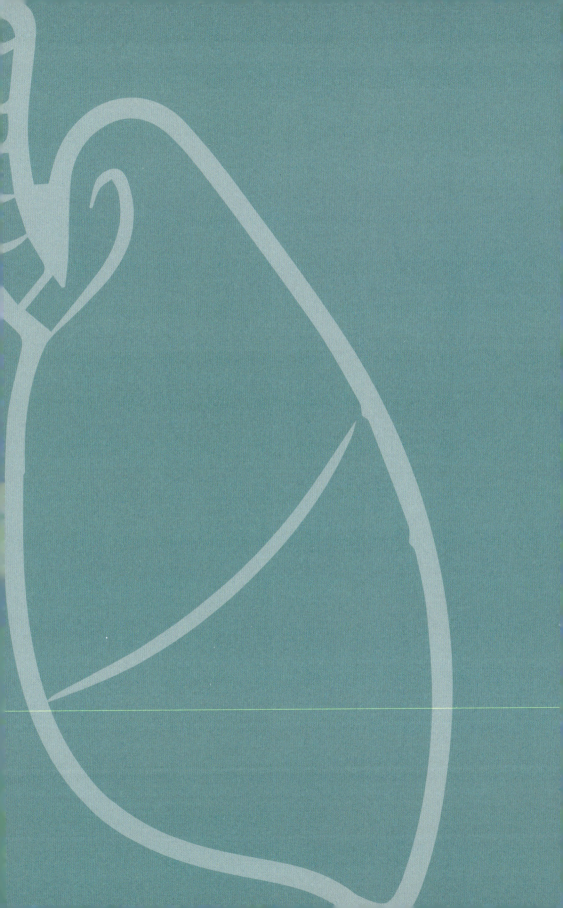

第十一章
慢阻肺自我管理介绍

一、概述

1. 健康自我管理定义

健康自我管理就是通过各种形式的学习，掌握维护健康和疾病防治的必要技能，在卫生专业人员的协助下，学会照顾好自己的健康，自己承担起主要的预防性和治疗性保健任务，从而提高生活质量，延长健康寿命。

2. 慢阻肺的自我管理定义

慢阻肺的自我管理，就是学习并掌握预防慢阻肺的各种必要的知识和技能，在卫生专业人员的帮助下，学会照顾好自己的身体，建立预防慢阻肺的行为习惯，自己承担起预防慢阻肺的任务，从而降低慢阻肺发生概率，降低慢阻肺的严重程度，提高生活质量，延长健康寿命。

二、慢阻肺自我管理小组活动组织实施

1. 活动实施者

（1）实施者条件。

实施慢阻肺交互式自我管理小组系列活动的工作人员应来自项目地区社区卫生服务中心，对所在社区比较熟悉，有较好的与社区中老年人沟通的能力和工作经验，具备一定的健康教育和健康传播能力。

（2）师资培训。

实施者在开展系列小组活动前，需要接受能力培训，以便掌握防治慢阻肺的知识、防控技术要点；同时需要学习如何组织实施慢阻肺小组活动，了解和熟悉开展干预活动的注意事项。培训教师也应经过一定的练习和实践。

2. 时间安排

（1）活动进度安排。

项目共设计了 8 次正式的小组活动，在项目实施的最初 2 个月内约以每周 1 次的频率实施完成。

（2）活动时间的选择。

每次小组活动时间的选择，应充分符合干预对象的日常行为习惯。不能一味以工作人员的工作时间为准，应避免老年人做家务、照看孩子、周末家庭聚会等可能对出勤率有很大影响的时间段。

（3）小组活动时长。

项目设计每次小组活动的时间约75分钟。根据各小组的每堂课程实际参加人数、干预对象参与程度、活动现场实施情况等，每次小组活动的实际完成时间可能在60~90分钟。一次小组活动的实施时间过长或过短都可能意味着课程设计或实施过程存在问题。因此，如一次小组活动的完成时间不在此时间范围内，请注意查找原因，并进行改善。

3. 小组活动的结构

（1）内容构成。

活动传播的防治慢阻肺知识和技能包括：慢阻肺的危险因素和预防措施、慢阻肺的临床症状和治疗方法、慢阻肺急性加重的早期识别、慢阻肺的免疫预防策略、慢阻肺的急性加重及重症危害、吸入装置使用和肺功能检测、呼吸训练、上下肢训练、排痰训练、运动锻炼及心理管理等。同时会涉及一些健康自我管理基础知识和技能。其中运动锻炼所占比例最大，而且配有相应的实践练习，是本项目的重点内容。为了帮助学员切实掌握知识技能、建立行为习惯，每次小组活动都会兼顾新知识技能的学习和既往知识技能的复习巩固两个方面。

防治慢阻肺小组活动实施时间、频次、主要内容见表11-1所列。

表11-1 防治慢阻肺小组活动实施时间、频次、主要内容

小组活动次数	时间	主要内容
第1次	第1周	（1）启动破冰 （2）问卷调查 （3）肺功能检测教学
第2次	第2周	（1）慢阻肺的危险因素和预防措施 （2）呼吸训练
第3次	第3周	（1）慢阻肺的临床症状和治疗方法 （2）上肢训练
第4次	第4周	（1）慢阻肺急性加重的早期识别 （2）下肢训练

续表

小组活动次数	时间	主要内容
第5次	第5周	(1) 慢阻肺的免疫预防策略 (2) 排痰训练
第6次	第6周	运动锻炼方法：八段锦
第7次	第7周	心理管理
第8次	第8周	(1) 急性加重及重症危害 (2) 结课仪式

注：8次活动尽量在2个月内完成，如遇节假日等情况，可适当微调。

（2）形式构成。

小组活动形式分为三大类：①以组长为主的教学，包括教课、演示、总结；②以学员为主的分享、展示；③以身体活动为主的现场实地练习。此外，在小组活动结束时，鼓励学员实践所学知识，制订行动计划，帮助干预对象建立相关行为习惯。

（3）标星活动。

标注了"★"的活动或环节是干预的重点内容。请组长和助手在每次小组活动时，将标星的活动作为重点进行组织实施、授课和练习。

4. 活动现场布置

（1）场地选择。

活动场地须选择室内场所，场地位置方便出入和去卫生间。活动场地应能保证适宜的温度、湿度；环境安全，没有障碍物，没有湿滑区域，没有易导致跌倒的台阶、斜坡、门槛等，没有尖锐突出物、玻璃家具等可能的危险物品；场地面积足够大，可供所有参与人员（15～20人）进行体育锻炼。此外，活动场地须有电源，可使用投影播放视频，较安静，不易被打扰。由于活动时间一般在60～90分钟，因此现场最好提供饮用水。为应对可能出现的突发疾患或意外，现场应配备基本急救物品。

（2）桌椅摆放。

活动时，桌椅可摆放成圆形或"U"形，距离不能太远，以方便大家沟通。由于需要进行身体活动，活动现场应有足够大的空间保证进行身体活动。使用的桌椅应结实、稳定、有靠背，不要使用带轮子的座椅。活动现场最好有固定区域可供摆放衣物、背包等随身物品。

5. 小组活动前的常规准备

（1）活动前准备。

工作人员应提前到达现场，布置座位，调试电脑投影，准备签到表和活动工具等资料。

（2）时间控制。

课程设计的活动时间主要基于既往工作经验，实际组织小组活动时，工作人员可以根据参加活动人数、现场效果、互动情况等具体情况对各环节进行一定调整，但计划传播的核心信息不能随意改动或略过；慎重调整各环节的先后顺序，计划开展的活动不能随意跳过或删除。此外，考虑到干预对象的身体条件和学习特点，每一次小组活动的时间不宜超过90分钟。

（3）收尾。

每次小组活动结束后，工作人员应在所有学员安全离开活动现场后，再离开活动场地。每次小组活动结束后，两名工作人员应对当次小组活动进行简单的小结和讨论，重点记录活动的经验、不足、问题和收获。

6. 安全性要求

保证活动的安全是本项目的第一原则。应特别重视小组活动现场环境的安全，每次小组活动前，必须检查现场环境的安全。各项目社区、活动小组须制订适合本组的应急预案，对突发天气状况、突发疾患、突发公共事件等做好提前准备。各活动现场需要配备必要的急救物品，工作人员中需要有一位具备基础急救技能的人员。优先处理活动过程中出现的任何安全性问题，以确保安全为第一要务。

活动包含一定量的运动锻炼内容。由于练习者身体素质不一，感觉能力不同，在练习中为防止练习者因意外或技术不正确等原因出现危险，须采取保护与帮助的教学手段。

7. 手册使用

本手册是供项目工作人员使用的教学用书，无须将本手册发放或展示给干预对象。工作人员在组织活动前需要学习和备课。开展小组活动时，应根据本手册组织小组活动流程。为保证小组活动的一致性，各小组不可随意删减或增加培训的核心知识内容，但决不能照本宣科，逐字宣读健康教育知识内容。运动锻炼和身体活动教学时，工作人员应做出标准动作示范，组织学员亲身锻炼和学习，同时纠正学员错误动作，不能仅依靠视频或图片进行教学。

第十二章
第 1 次小组活动（干预第 1 周）

活动目的	• 问卷调查★ • 相互认识、组成团队★ • 了解本系列活动的设计理念、目标和管理制度 • 了解吸入装置使用和肺功能检测★ • 了解心理健康相关知识 • 学会放松训练方法★ • 制订一周行动计划★
所需材料	• 签到表：供干预对象签到 • 记录表：由主讲人或助手对本次活动进行记录 • 空白名卡 • 学员手册：发给干预对象，并由干预对象保管，每次活动带来。发放手册之前，手册的第 2 页课程表部分，具体的活动日期和时间由工作人员按照本项目组的活动时间填好 • 第 1 次小组活动 PPT 课件 • 视频 • 吸入装置使用和肺功能检测 • 大白纸/白板，记号笔，纸，圆珠笔 • 音箱或其他音视频外放设备：放松训练用
活动安排及 时间分配 （20 分钟 + 85 分钟）	• 问卷调查（20 分钟）★ • 活动 1　相互认识、组成团队（10 分钟）★ • 活动 2　介绍活动设计理念、目标和管理制度（10 分钟） • 活动 3　学习吸入装置使用和肺功能检测（15 分钟）★ • 活动 4　学习心理管理相关知识（10 分钟） • 活动 5　学习放松训练方法（25 分钟）★ • 活动 6　制订一周行动计划（10 分钟）★ • 活动 7　总结（5 分钟）

活动1 相互认识、组成团队

【所需材料】

名牌卡、记号笔、大白纸/白板。

【活动步骤】

1. 填写名牌卡

为了方便培训者和学员、学员之间互相沟通交流,尽快组成团队,学员到达活动现场落座后,培训者发给每人一张空白名牌卡(不粘胶材质);让每位学员在名牌卡上写上自己在本系列课程中的代号或姓名(字要大)。写好后,将名牌卡贴在自己左侧胸前。

提示:

• 可以写下自己的姓名,也可以写一种水果、花卉、植物、动物、食品等作为自己的代号。还可以同时写下自己的年龄或年龄段。注意代号不应带有歧视或歧义(图12-1)。

• 使用名牌卡不是强制性的,工作人员可以根据实际情况不使用名牌卡。

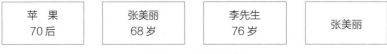

图 12-1　名牌卡样例

2. 组长开场白

大家好,欢迎参加预防慢阻肺健康教育小组活动。

我是＿＿＿＿＿＿(姓名),是本次小组活动的组长;她/他是我的同事＿＿＿＿＿＿(姓名),是小组活动的助手。我们都来自＿＿＿＿＿＿(单位),未来的2个月,我们将和大家一起了解慢阻肺,学习一些防治慢阻肺的知识和方法。希望大家通过参加本次活动能共同掌握这些知识和方法,能主动关注自己的健康,积极采取行动预防慢阻肺的发生,拥有健康生活。

★ 3. 相互认识

(1)组长介绍规则。

我们首先来互相认识一下,请大家轮流介绍一下自己,介绍时向大家展示你的名牌卡,每个人介绍的内容要包括:姓名、年龄、参加这个小组活动期望有什么收获、其他想要介绍的内容。

提示：

- 介绍的内容不要过多，但姓名、年龄是必须介绍的内容。
- 让大家简单谈谈对小组活动的期待，有助于学员关注课程主题，并了解学员在开展活动前对课程的认识和期待。也可以问一些与主题无关、很容易表达的问题，起到放松的作用。例如，您喜欢的食品有哪些？您喜欢的运动有哪些？注意避免要求学员介绍敏感或隐私问题。
- 本活动主要目的是互相认识，组成团队是本次课程重点。工作人员也可以组织其他小游戏或活动建立团队。

（2）组长、助手自我介绍。

组长示范：我是×××，今年××岁，希望通过这次小组活动，把防治慢阻肺的知识和技能传递给大家。（组长介绍时，助手将组长的姓名、年龄、期望等内容记录在白板上。）

助手示范：我是×××，今年××岁，希望通过这次预防慢阻肺管理小组活动，帮助大家更好地学习和掌握预防慢阻肺的知识和技能。（助手一边介绍一边把自己的姓名、年龄、期望等内容记录在白板上。）

（3）组员轮流介绍。

组员轮流介绍自己，同时展示名牌卡。组长要和每个人问好，表示欢迎。助手把每个人的姓名、年龄、期望记录在白板上。为增加组员间的了解，以及提高组员对活动的投入和对他人的尊重，要求每一个组员自我介绍之前，先重复上一个组员的主要介绍内容，然后开始自己的介绍。

（4）总结发言（组长）。

现在我们都互相认识了，组成了一个团队。我们这个团队有一个共同的目标：学会怎样预防慢阻肺，降低急性加重的发生频次、程度和持续时间，把慢阻肺风险降到最低。我和我的同事将尽力为大家服务，负责每次活动的准备工作，并把预防慢阻肺知识、方法和技能教授给大家。也请大家积极地进行学习，坚持上完全部课程。只有我们共同努力，才能发挥本培训课程的最佳作用。

活动 2　介绍活动设计理念、目标和管理制度

【所需材料】

PPT 课件、白板、大白纸。

【活动步骤】

1. 介绍活动理念

组长：刚才大家都提到了慢阻肺预防，我们活动的目的就是帮助大家认识慢阻肺，预防慢阻肺。但请大家想一想，预防慢阻肺归根到底要依靠谁？对你们每个人而言，谁才是预防慢阻肺发生最重要的人？

我想很多人都想到了，那个预防慢阻肺发生最重要的人就是您自己，只有自己掌握了预防慢阻肺的知识、学会了预防慢阻肺的方法，才能最大程度地减少慢阻肺的发生。这也是本系列活动的设计理念：慢阻肺的自我管理。首先，我来给大家介绍一下慢阻肺的自我管理。

（1）健康自我管理。

健康自我管理就是通过各种形式的学习，掌握维护健康和疾病防治的必要技能，在卫生专业人员的协助下，学会照顾好自己的健康，自己承担起主要的预防性和治疗性保健任务，从而提高生活质量，延长健康寿命。

（2）慢阻肺的自我管理。

慢阻肺的自我管理，就是学习并掌握预防慢阻肺的各种必要的知识和技能，在卫生专业人员的帮助下，学会照顾好自己身体，建立预防慢阻肺的行为习惯，自己承担起预防慢阻肺的任务，从而降低慢阻肺发生概率，降低慢阻肺的严重程度，提高生活质量，延长健康寿命。

2. 小讨论：对健康的态度

组长：每个人对健康都会有个基本的态度。

（1）积极管理：学习慢阻肺预防知识、技能，采取行动，减少危险因素、改善身体状态，降低慢阻肺发生概率。

（2）消极管理：什么都不做，听之任之，有病了或者发生慢阻肺了再去医院治疗。

请大家谈谈对这两种态度的看法。（组长任选几个组员发言。）

★组长小结：积极管理自己的健康才是负责任的表现，可以主动地降低慢阻肺的风险，提高生活质量，更好地享受生活。

3. 小讨论：预防慢阻肺需要哪些技能

（1）组长提问：请看看下列可能和预防慢阻肺有关的技能，您觉得最重要的是哪些技能？（组长可以选择3～5人发言，助手记录在白板上。）

① 运动锻炼提升肌肉力量、改变呼吸方式。

② 识别和应对慢阻肺危险因素。

③ 积极预防、治疗和控制慢阻肺相关疾病。

④ 主动学习各种慢阻肺预防知识和技能。

⑤ 健康自我管理技能：自我评估、制订计划、执行计划、解决问题。

……

（2）组长强调：这些都是重要的预防慢阻肺的技能，每个学员所需要的技能可能各不相同。我们课程的目标就是把这些知识告知大家，把这些技能教给大家。

★（3）组长介绍：我们的课程设置。

组长介绍：根据学员对慢阻肺预防知识、技能的需求，我们的活动安排如下。（详见表 11-1。）

我们的课程一定会帮助每个人学会预防慢阻肺，但这需要我们大家一起努力，保证出勤，积极参与，共同坚持。

提示：介绍时可在表 11-1 增加一列，介绍本社区实际计划的各次课程的实施时间。

4. 组长介绍：职责、任务和小组活动规则

（1）组长、助手职责。

① 组织所有组员参加小组活动。

② 认真备课，准备小组活动的资料和工具。

③ 积极、真诚地和组员沟通交流，把预防慢阻肺的知识和技能尽力地传递给每位组员。

④ 认真对待每位组员的提问和求助，对无法处理的问题寻求其他专业机构或专业人员的帮助。

⑤ 公平对待每位组员，认真对待组员的评价，努力提升小组活动的组织水平。

（2）组员任务。

比我们提供的服务更重要的是大家的参与。在本次活动过程中，我们希望各位组员能够积极参与，做到以下几点。

① 按时到：按时参加每次活动，尽量不缺席。

② 用心学：认真听讲，积极发言，不要轻易放弃。

③ 有行动：将所学知识转化为行动；即便中途停止或者失败，也不要放弃。

④ 乐分享：乐于主动分享，让自己的成功和失败变为别人可以借鉴的经验。

★（3）活动规则。

组长：我们是一个团队，我们的活动是一场需要大家共同参与的活动，

良好的团队活动规则有利于活动的顺利开展。(组织学员共同讨论，参照下列内容形成活动规则，并承诺遵守。)

① 考勤制度。坚持参加，无法参加时请假，不要因为一次没有参加活动而退出，欢迎您的每一次到来。

② 暂时不邀请其他人加入。为了保证活动效果，在活动期间，暂时不邀请小组成员外的人员参加。

③ 尊重每一个人。觉得别人的意见不对时可以讨论，不可以不尊重别人。(不打断别人，有不同意见时要互相尊重。)

④ 保护隐私。对课程中别人分享的经历、数据、患病情况等隐私信息进行保密。

⑤ 多鼓励别人。对每个人的付出和进步都给予鼓励和表扬，您可以用微笑、点头、鼓掌、语言肯定等鼓励别人。

……

组织小组成员形成活动规则时，由助手将活动规则逐条写到白板上。此后，该白板可放置在活动场所的固定位置，作为每次活动时组员遵守规则的提醒。

活动3 学习吸入装置使用和肺功能检测

【所需材料】

PPT 课件/视频、检测设备。

【活动步骤】

播放教学视频，由仪器公司专业人员现场教学演示，组员共同学习、练习。现场练习时，注意重点强调动作要领、安全性。

活动4 学习心理管理相关知识

【所需材料】

PPT 课件。

【活动步骤】

小讲课：慢阻肺与心理健康互相影响及压力事件的察觉

组长介绍身体健康和心理健康的概念，身、心如何互相影响（参考图 12-2）。

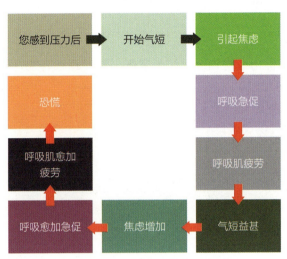

图 12-2　慢阻肺与心理健康互相影响

组长提出，面对急促的呼吸或者其他一些不愉快的事情时，会出现各种躯体的或心理的反应（图 12-3），并组织讨论还有哪些躯体/心理反应，补充完整本组的压力性事件身心反应表。组长组织小组成员讨论时，由助手将组员想到的其他身心反应写到白板上。

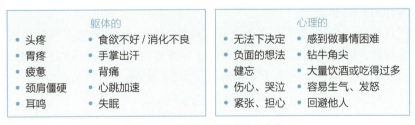

图 12-3　面对压力性事件的身心反应

组长组织组员分享当发现自己气短和呼吸急促时，有哪些身心反应，让组员依次用记号笔在白板上圈出自己的身心反应。让大家认识到，每个人遇到压力性事件时都会出现各种身心反应。

组长向组员介绍，面对不开心的事情，人们往往会出现一些躯体的、心理的反应，但是大家可以通过一些方法来应对这些反应，比如放松和冥想。

活动 5　学习放松训练方法

【所需材料】

PPT 课件、音箱或其他音视频外放设备。

【活动步骤】

心理咨询师提出放松训练对缓解紧张、辅助睡眠有很好的作用,教授小组成员放松训练的方法。

放松训练指导语见附录 6。

活动 6　制订一周行动计划

【所需材料】

PPT 课件、学员手册。

【活动步骤】

1. 小讲课:制订健康行动计划

组长:学习知识和技能并不是我们这次活动的目的,只有把学到的知识和技能付诸行动,才可能发挥预防慢阻肺、促进健康的作用。因此,在我们每次课程中都有一个重要的活动,就是制订行动计划,并帮助大家按照自己制订的计划行动起来。

制订行动计划前首先要有一个能实现的目标,然后找到实现目标的具体行为或行动,之后把它写在行动计划中,并开始行动。行动计划的要素如下。

(1)您自己想做的事情(不是别人认为您应该做的事情)。

(2)可以完成的事情(您预计本周能完成)。

(3)具体的行为(预防慢阻肺、提高肺功能是目标,而不是行为,练习八段锦、健步走等是行为。)

(4)必须回答以下问题。

① 做什么?(具体行为,例如,喝牛奶、锻炼肌肉力量等。)

② 做多少?(时间、距离、数量。例如,喝 1 杯牛奶,锻炼肌肉力量 30 分钟。)

③ 什么时间做?(定时间、定日子,例如,睡觉前,或者周一、周三、

周五。)

④ 每周做多少?(例如,3 次。制订计划时应避免每天做。如果有突发事情,计划做 3 天且完成了,比计划做 6 天但不能完成会更加成功。如果定了 3~5 天而最终做了 7 天,即超额完成了,您会更有成就感。)

(5) 有 7 分及以上的信心。(问自己完成行动计划的信心有多高。0 分代表完全没有信心,10 分代表有十足的信心。如果您给自己 7 分以下,您可能需要找出有什么障碍,并重新考虑一下您的行动计划,做一些您比较有信心完成的事情。可以成功完成整个行动计划才是最重要的。)

2. 示范:制订一个行动计划

(1) 介绍制订计划的工具。

组长:今天我们每个人需要制订一个自己的一周健康行动计划。内容就是落实今天学习到的知识和技能。大家可以打开学员手册,我们已经为大家列出了几个下周计划的选项,大家可以根据自己的兴趣和时间安排自己的下周计划,也可以在空白处写出选项外自己想完成的行动计划。提醒大家,别忘了刚刚提到的"制订计划的要素",制订适合自己的行动计划,不求多,但要求做些自己喜欢、不难完成的行动。

(2) 组长、助手展示行动计划范例。

组长:我和我的助手做好了我们两个人的行动计划,请大家先看看,我们俩的行动计划如何。

组长和助手介绍自己的行动计划(提前写在大白纸或 PPT 上)。注意:示范用的行动计划应该围绕本次活动所教授的内容和对组员有实际帮助的行为制订,要包含行动计划的所有要素。计划行为最好每周做 3~4 次;计划内容不要多,避免给学员压力。

展示过程中组长和助手应互相进行简单点评。围绕行动计划的要素提问和点评,达到示范的目的。

组长小结:大家看,一个行动计划的制订不是很难。通过我们的行动计划,我们要再次强调一下,行动计划必须具备下面的要素:自己想做的事情;合理,即应该是自己预计在下周能够做到的事情。

★ 3. 制订行动计划

(1) 组员制订行动计划。

组长:现在请每个组员制订自己的行动计划,将计划写在自己的学员手册上。(3~5 分钟后,组长逐一朗读、分享每个学员的行动计划,也可以让每位学员自己朗读、分享。分享过程中组长可以对学员的计划提问、鼓励、点评。如果发现可行性较差的行动计划,可以提醒学员修改,应注意行动计划必须是学员自愿制订，体现他自己的喜好和判断，不强制要求每个学员完成任何必需的内容。）

一周行动计划的示例见表 12-1。

表 12-1　一周行动计划

时间：　　年　月　日至　　年　月　日

分类	行动内容（做什么）	行动强度（做多少）	行动时间（什么时间做）	行动频次（每周做多少天）	完成信心（0~10分）	完成情况（完成/部分完成/未能完成/超额完成/改为另一个计划）
知识	复习学员手册里学习的内容	看1遍	周一，下午	1天	9	
放松训练	冥想	做1次	周二、周四、周六，早晨	3天	8	
放松训练	肌肉放松	做1次	周二、周四、周六，早晨	3天	8	

（2）介绍计划的记录方法。

组长：只有采取行动落实行动计划，才能发挥预防慢阻肺的作用。如何评价我们自己的落实情况？就是如实地记录。我们的活动对计划完成情况的记录方法很简单。我们的行动计划表格的最后一列，就是用来记录计划完成情况的。大家可以在未来一周，根据每天执行计划的情况，记录下自己的行动情况，如"完成""部分完成""未能完成""超额完成""改为另一个计划"；还可以记录下自己没有完成计划的原因，为今后调整行动计划做参考。

（3）家庭作业：执行行动计划、记录完成情况。

组长：今天给大家布置一个家庭作业。每个人在未来一周，执行自己制订的行动计划，并且认真记录下每个活动的执行情况。

活动 7　总结

【所需材料】

PPT 课件。

【活动步骤】

1. 内容回顾

组长快速回顾本次课程的主要内容。

2. 感受分享

组长请每一个组员分享感受（第一次课程可请每个学员都发言，以后可选择3~5人发言），每个人至少谈到下列一个方面的内容。

（1）用一句话谈谈本堂课自己的感受。

（2）本堂课里自己最喜欢的内容。

（3）有没有信心落实自己的一周行动计划。

3. 问题解答

组长请组员自由提问，并进行解答。

4. 下次小组活动安排

（1）介绍下次课程的主要内容。

组长：下次课程我们的主题是慢阻肺的危险因素和预防措施，还会继续教给大家几个呼吸训练的方法。

（2）强调上课时间、地点及考勤制度。

组长：下次上课的时间是_____月_____日，星期_____；上午/下午_____：_____开始，地点在_____。如果有人因为事情无法参加下次课程，请提前打电话告诉我们。如果下次课程因为天气等原因更改时间或地点，我们会提前通知您。

（3）表达希望下次见面的意愿。

组长：无论您本周计划的坚持情况好坏，我们都特别希望您能在下周继续参加到我们的小组活动中来。即使下周由于各种原因您不能参加我们的活动，也请您联系我们。但请尽力参加下次的小组活动。

5. 收尾工作

（1）组长、助手送组员离开活动现场。

（2）组长、助手收拾场地。

（3）组长、助手讨论和总结本次课程，并记录在对应表中（附录7）。

第十三章
第 2 次小组活动（干预第 2 周）

活动目的	• 分享上周行动计划完成情况 • 了解慢阻肺的危险因素和预防措施 • 分析自身危险因素★ • 学会呼吸训练方法★ • 制订一周行动计划
所需材料	• 第 2 次小组活动 PPT 课件 • 视频：危险因素和预防措施、腹式呼吸、缩唇呼吸 • 大白纸 / 白板、记号笔、纸、圆珠笔
活动安排及 时间分配 （60 分钟）	• 活动 1　开场和回顾（5 分钟） • 活动 2　分享上周行动计划完成情况（10 分钟） • 活动 3　学习慢阻肺的危险因素和预防措施（10 分钟） • 活动 4　分析自身危险因素（5 分钟）★ • 活动 5　学习呼吸训练动作（15 分钟）★ • 活动 6　制订一周行动计划（10 分钟） • 活动 7　总结（5 分钟）

活动 1　开场和回顾

【活动步骤】

组长：大家好，欢迎大家能继续参加我们第 2 次小组活动。能按时参加我们的活动，您已经成功了一半。大家要相信，积极学习慢阻肺的知识和技能，并把这些知识和技能转化为我们的行动，建立积极预防慢阻肺的行为习惯，就一定能延缓或者避免慢阻肺的发生。即便是一点点的改变，都可能有利于慢阻肺的预防。坚持下去，您能行！

今天我们首先回顾一下上次小组活动的内容（简单回顾主要内容即可，可使用上次小组活动 PPT 课件），了解一下每个人上周行动计划的完成情况。

然后我们继续向着预防慢阻肺的目标前进，继续学习和分享预防慢阻肺的科学知识和技能。

活动 2　分享上周行动计划完成情况

【所需材料】

PPT 课件、学员手册。

【活动步骤】

1. 分享上周行动计划完成情况

（1）组长示范。

组长和助手分别报告自己的行动计划完成情况（可使用提前准备好的 PPT），展示各自的行动计划实施记录表，为组员示范如何报告。其中组长展示按照计划完成了行动，助手展示对计划进行调整后完成了行动，或者因故没有完成一周计划。

示范的举例：

① 完成：按原计划完成练习。

② 都按时完成。

③ 调整后完成：完成练习。但因为周三身体不适，没有完成，后在周四补充完成了该练习。

④ 部分完成：因为周三身体不适，没有完成，造成一周计划没有完全落实。

（2）组员交流分享。

组长：现在，我想听听大家上一周的行动计划完成情况。请从这位组员（选择一位外向、愿意表达的组员）开始，然后轮流报告。报告时请像我们刚才示范的那样，首先介绍上周行动计划的内容，再介绍计划完成情况。

组员分享的过程中，组长应认真倾听，积极鼓励。

① 如果完成计划，祝贺、鼓励组员；如果修订计划后完成计划，祝贺、鼓励组员。

② 如果遇到问题只完成了部分计划，告诉组员已经有了良好的开始，但不要称赞，并询问他/她是否知道了解决办法，是否尝试过某种办法和措施，是否需要在小组中讨论解决。如果愿意，可以集体讨论；如果不愿意，请下

一位组员分享。

③ 如果遇到问题没有完成计划,开始进行"解决问题"的步骤,给他们提供帮助。

④ 如果遇到超额完成计划,应谨慎对待。注意运动锻炼应量力而为,并不是越多越好。

2. 解决问题

组员落实行动计划时经常会面临计划无法完成的问题。"解决问题"是健康行为管理中常需要进行的步骤之一,组长、助手应掌握解决问题的方法并应用。另外,从健康自我管理的理念出发,应帮助组员也学会解决问题的方法,以促进其实践各种健康知识和技能。解决问题的方法可能在每次小组活动中被使用,为避免重复,本手册仅在此处列出,其他活动中如需使用请参照本部分内容。

"解决问题"的步骤

步骤1:明确问题

组长询问组员,什么问题让您无法完成行动计划?(助手可将问题记录在白板上。)

步骤2:集思广益

组长请大家集体讨论,看看大家对这个组员遇到的问题有什么解决建议和办法。助手将大家的建议写在白板上。注意,组长对这些建议不应有任何点评和讨论。组长也可以在其他组员充分讨论和提出建议后,再给出自己的建议。累计3个左右的建议后,可以停止意见收集和讨论。

步骤3:自主决策

组长询问提出问题的组员是否愿意从现有建议中选择1个建议(如果需要,可以选择2个)。如果有,请他/她把选择的建议记录下来;如果没有,组长告诉他/她在休息时间再与其交谈讨论。

活动3 学习慢阻肺的危险因素和预防措施

【所需材料】

PPT课件、视频。

【活动步骤】

小讲课：慢阻肺的危险因素和预防措施

组长：很多人不知道慢阻肺，更不知道慢阻肺的危险因素。可是，您知道吗？慢阻肺的患病率很高，而且很多人是慢阻肺的高危人群。（介绍慢阻肺的危险因素和预防措施。）

活动 4　分析自身危险因素

【活动步骤】

慢阻肺的危险因素自评

组长：慢阻肺有哪些可能的危险因素？让我们一起看看吧。

请对照慢阻肺危险因素评估表（表 13-1）中的危险因素，在相应的括号内画"√"。（组长可以带着组员一起使用慢阻肺危险因素评估表，对各自的危险因素进行自评，也可以让组员自行完成。）

您画"√"的数量越多，说明危险因素越多，请及时清除这些危险因素。现在我们一起看看，各位组员都有哪些危险因素，大家一起想想如何清除这些危险因素。（组长带领大家一起逐一自查慢阻肺危险因素评估表中的每个条目，做法是先读出每条的内容，在现场统计组员是否有该条危险因素，并让组员自行勾选。然后征求大家清除该危险因素的建议。组长可以参考本手册提供的建议，对组员提出指导意见。）

表 13-1　慢阻肺危险因素评估表

危险因素	在相应的括号内画"√"
40 岁及以上	有（　）无（　）
吸烟史	有（　）无（　）
日常存在环境污染或生物燃料和烟雾	有（　）无（　）
目前或曾经接触职业粉尘和化学物质	有（　）无（　）
反复呼吸道感染	有（　）无（　）
哮喘	有（　）无（　）
气道高反应性	有（　）无（　）
家族中有亲属患有慢阻肺	有（　）无（　）

活动5 学习呼吸训练动作

【所需材料】

PPT课件、视频。

【活动步骤】

1. 小讲课：慢阻肺的呼吸训练

组长：通过呼吸训练预防慢阻肺。

2. 学习腹式呼吸方法（坐位或站立位）

组长和助手讲解动作（使用PPT课件和视频），现场演示，组员共同学习、锻炼。现场讲解时，注意重点强调动作要领、安全性（图13-1）。

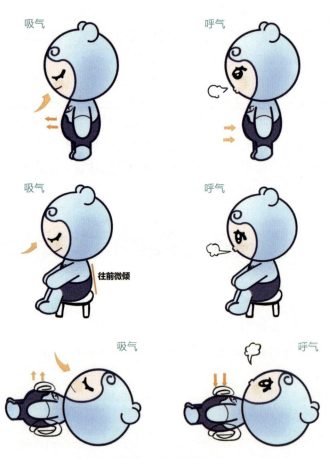

图13-1 腹式呼吸

3. 学习缩唇呼吸锻炼方法

组长和助手讲解动作（使用 PPT 课件和视频），现场演示，组员共同学习、锻炼。现场讲解时，注意重点强调动作要领、安全性（图 13-2）。

缩唇呼吸方法：

（1）紧闭口唇，用鼻吸气，吸气的同时默数 1、2、3，至吸气末。

（2）口唇缩拢成吹口哨状，持续慢慢呼气，同时收缩腹部，从 1 默数到 6。

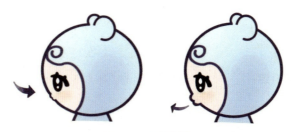

图 13-2　缩唇呼吸

活动 6　制订一周行动计划

【所需材料】

学员手册。

【活动步骤】

（1）制订行动计划（表 13-2）。

组长：现在请每个组员制订自己的一周行动计划，将计划写在自己的学员手册上。

（2）家庭作业：执行行动计划、记录完成情况。

组长：今天给大家布置一个家庭作业。每个人在未来一周，执行自己制订的行动计划，并且认真记录下每个活动的执行情况。

表 13-2　一周行动计划

时间：　　年　月　日至　　年　月　日

分类	行动内容（做什么）	行动强度（做多少）	行动时间（什么时间做）	行动频次（每周做多少天）	完成信心（0～10分）	完成情况（完成/部分完成/未能完成/超额完成/改为另一个计划）
知识	复习学员手册里学习的内容	看1遍	周一，下午	1天	9	
危险因素	危险因素自评	检测自身危险因素	周三，上午	1天	8	
运动	腹式呼吸	2次，每次10组	周二、周四、周六，晚上	3天	8	
运动	缩唇呼吸	2次，每次10组	周二、周四、周六，晚上	3天	8	
运动	呼气训练	5次	周三，晚上	1天	9	
运动	呼吸操	2组，每组10次	周五，晚上	1天	8	

活动 7　总结

【所需材料】

PPT 课件。

【活动步骤】

1. 内容回顾

组长快速回顾本次课程的主要内容，也可以提问，然后允许组员自由发言。

2. 感受分享

组长请 3～5 名组员用一句话谈谈本堂课自己的感受、最喜欢的内容、有没有信心落实自己的一周行动计划。

3. 问题解答

组长请组员自由提问，并进行解答。

4. 下次小组活动安排

（1）介绍下次课程的主要内容。

组长：下次课程我们的主题是慢阻肺的临床表现和治疗方法，还会继续教给大家几个运动锻炼方法。

（2）强调上课时间、地点及考勤制度。

组长：下次上课的时间是_____月_____日，星期_____；上午/下午_____：_____开始，地点在_____。如果有人因为事情无法参加下次课程，请提前打电话告诉我们。如果下次课程因为天气等原因更改时间或地点，我们会提前通知您。

（3）表达希望下次见面的意愿。

组长：无论您本周计划的坚持情况好坏，我们都特别希望您能在下周继续参加到我们的小组活动中来。即使下周由于各种原因您不能参加我们的活动，也请您联系我们。但请尽力参加下次的小组活动。

5. 收尾工作

（1）组长、助手送组员离开活动现场。

（2）组长、助手收拾场地。

（3）组长、助手讨论和总结本次课程，并记录在对应表中（附录7）。

第十四章
第 3 次小组活动（干预第 3 周）

活动目的	• 分享上周行动计划完成情况 • 了解慢阻肺的临床表现和治疗方法 • 学会上肢训练方法★ • 制订一周行动计划
所需材料	• 第 3 次小组活动 PPT 课件 • 视频：举重物训练方法、弹力带训练方法 • 大白纸/白板、记号笔、纸、圆珠笔、重物、弹力带
活动安排及 时间分配 （60 分钟）	• 活动 1　开场和回顾（5 分钟） • 活动 2　分享上周行动计划完成情况（10 分钟） • 活动 3　学习慢阻肺的临床表现和治疗方法（15 分钟） • 活动 4　学习上肢训练动作（15 分钟）★ • 活动 5　制订一周行动计划（10 分钟） • 活动 6　总结（5 分钟）

活动 1　开场和回顾

【活动步骤】

组长：大家好，欢迎大家能来继续参加我们第 3 次小组活动。能按时参加我们的活动，您已经成功了一半。大家要相信，积极学习慢阻肺的知识和技能，并把这些知识和技能转化为我们的行动，建立积极预防慢阻肺的行为习惯，就一定能延缓或者避免慢阻肺的发生。即便是一点点的改变，都可能有利于慢阻肺的预防。坚持下去，您能行！

今天我们首先回顾一下上次小组活动的内容（简单回顾主要内容即可，可使用上次小组活动 PPT 课件），了解一下每个人上周行动计划的完成情况。然后我们继续向着预防慢阻肺的目标前进，继续学习和分享预防慢阻肺的科学知识和技能。

活动 2　分享上周行动计划完成情况

【所需材料】

PPT 课件、学员手册。

【活动步骤】

1. 分享上周行动计划完成情况

（1）组长示范。

组长和助手分别报告自己的行动计划完成情况（可使用提前准备好的 PPT），展示各自的行动计划实施记录表，为组员示范如何报告。

（2）组员交流分享。

组长：现在，我想听听大家上一周的行动计划完成情况。请从这位组员（选择一位外向、愿意表达的组员）开始，然后轮流报告。

组员分享的过程中，组长应认真倾听，积极鼓励。

2. 解决问题

参照第十三章相应内容。

活动 3　学习慢阻肺的临床表现和治疗方法

【所需材料】

PPT 课件、视频、学员手册。

【活动步骤】

小讲课：慢阻肺的临床表现和治疗方法

组长介绍慢阻肺的主要临床症状，带领大家学习针对不同情况的治疗方法。

（1）临床症状：慢性咳嗽咳痰、胸闷气短、呼吸困难、全身症状等。

（2）治疗方法。

① 治疗目的：减少或消除患者的症状、提高活动耐力、减少急性加重次数和严重程度以改善健康状态。

② 治疗方式：药物治疗、非药物治疗、康复治疗相结合。

活动 4　学习上肢训练动作

【所需材料】

PPT 课件、视频、重物（哑铃或矿泉水瓶）和弹力带。

【活动步骤】

1. 小讲课：预防慢阻肺的上肢训练

组长：通过上肢训练，强身健体，预防慢阻肺。

2. 学习举重物锻炼方法（坐位或站立位）

组长和助手讲解动作（使用 PPT 课件和视频），现场演示，组员共同学习、锻炼。现场讲解时，注意重点强调动作要领、安全性（图 14-1）。

选取重物（哑铃或矿泉水瓶），深吸一口气，把重物向上方举起，呼气，保持 5 秒，再深吸一口气，把重物放下；每组 5～10 次，每天 3 组。

注意事项：

① 所选重物切忌超重，过重的哑铃或物品易拉伤肌肉；

② 如果膝关节不好的话，建议采取坐姿或卧姿锻炼；

③ 每次练习的时间和次数要相对固定；

④ 尽量避免在空气混浊、寒冷或酷热环境下练习；

⑤ 运动前做好热身活动，结束后做好放松运动；

⑥ 如果强度比较大，训练后 1 小时内最好补充蛋白质，但不要训练完马上吃东西，至少隔 30 分钟；

⑦ 训练时不要憋气；

⑧ 举重物训练不是一次练越久越好、练越重越好，贵在坚持、循序渐进。

3. 学习弹力带锻炼方法

组长和助手讲解动作（使用 PPT 课件和视频），现场演示，组员共同学习、锻炼。现场讲解时，注意重点强调动作要领、安全性（图 14-2）。

（1）侧平举。

动作要领：双脚踩着弹力带，身体直立，挺胸收腹。双手握住弹力带两端，用肩背部力量将双臂向侧面举起至双臂略高于水平位置，稍作停留，再缓慢放回身体两侧。

注意事项：拳心向下，双肩下沉，收紧核心；上举的过程呼气，放回的过程吸气。

锻炼部位：肩部三角肌中束。

第十四章　第3次小组活动（干预第3周）

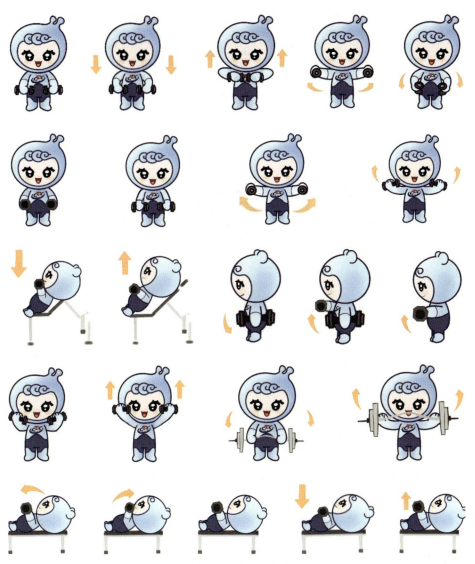

图 14-1　举重物锻炼方法

（2）前平举。

动作要领：身体直立，将弹力带踩在双脚下，双手握紧弹力带，上举至水平。

注意事项：拳心朝内，肩关节固定，身体不能晃动，下放时肩膀始终保持下压；呼气时手臂上举，吸气时手臂下放。

锻炼部位：三角肌前束，胸上侧及斜方肌。

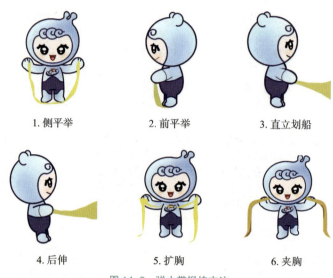

1. 侧平举　　2. 前平举　　3. 直立划船

4. 后伸　　　5. 扩胸　　　6. 夹胸

图14-2　弹力带锻炼方法

（3）直立划船。

动作要领：将弹力带固定在与腹部同高的位置，双腿微曲，双脚左右开立，挺胸收腹，腰背挺直，双手握住弹力带两端，双臂贴于身体两侧向后拉，双手与肋骨下沿同高，稍作停顿后还原。

注意事项：双手拳心向内，全程肩部固定；还原时吸气，后拉时呼气。

锻炼部位：斜方肌中下束、背阔肌。

（4）后伸。

动作要领：将弹力带固定在与大腿同高的位置，双脚站立，双手抓握弹力带，手臂与身体呈45°角。保持肘关节稳定，双手向后伸至身体两侧。

注意事项：拳心相对，后伸时呼气，还原时吸气。

锻炼部位：背阔肌、肱三头肌。

（5）扩胸。

动作要领：双脚站立，双手抓握弹力带，保持弹力带一定的张力，双手伸直平行于地面，距离比肩略宽，拇指向后。呼气时手臂向身体两侧水平展开，与身体呈"T"字形，肩胛骨内侧相互靠近，吸气并还原手臂。

注意事项：全程肩部下沉，呼气时发力，吸气时还原。

锻炼部位：肩后束。

（6）夹胸。

动作要领：双手水平张开握住弹力带，将弹力带绕过后背，双脚自然站立，挺胸收腹。直臂向内夹胸，双手相碰时稍作停留，随后还原。

注意事项：全程保持肩部、手臂固定；夹胸时呼气，还原时吸气。
锻炼部位：胸肌上束、中下束。

活动 5　制订一周行动计划

【所需材料】

学员手册。

【活动步骤】

（1）制订行动计划（表 14-1）。
组长：现在请每个组员制订自己的一周行动计划，将计划写在自己的学员手册上。

（2）家庭作业：执行行动计划、记录完成情况。
组长：今天给大家布置一个家庭作业。每个人在未来一周，执行自己制订的行动计划，并且认真记录下每个活动的执行情况。

表 14-1　一周行动计划

时间：　　年　月　日至　　年　月　日

分类	行动内容（做什么）	行动强度（做多少）	行动时间（什么时间做）	行动频次（每周做多少天）	完成信心（0~10分）	完成情况（完成/部分完成/未能完成/超额完成/改为另一个计划）
知识	复习学员手册里学习的内容	看1遍	周一，下午	1天	9	
运动	举重物锻炼	3组，每组5~10次	周二、周五，晚上	2天	8	
运动	弹力带锻炼	2组，每组10次	周四、周日，晚上	2天	8	

活动 6　总结

【所需材料】

PPT 课件。

【活动步骤】

1. 内容回顾

组长快速回顾本次课程的主要内容，也可以提问，然后允许组员自由发言。

2. 感受分享

组长请 3~5 名组员用一句话谈谈本堂课自己的感受、本堂课里自己最喜欢的内容、有没有信心落实自己的一周行动计划。

3. 问题解答

组长请组员自由提问，并进行解答。

4. 下次小组活动安排

（1）介绍下次课程的主要内容。

组长：下次课程我们的主题是慢阻肺急性加重的早期识别，还会教给大家几个锻炼方法。

（2）强调上课时间、地点及考勤制度。

组长：下次上课的时间是_____月_____日，星期_____；上午/下午_____：_____开始，地点在_____。如果有人因为事情无法参加下次课程，请提前打电话告诉我们。如果下次课程因为天气等原因更改时间或地点，我们会提前通知您。

（3）表达希望下次见面的意愿。

组长：无论您本周计划的坚持情况好坏，我们都特别希望您能在下周继续参加到我们的小组活动中来。即使下周由于各种原因您不能参加我们的活动，也请您联系我们。但请尽力参加下次的小组活动。

5. 收尾工作

（1）组长、助手送组员离开活动现场。

（2）组长、助手收拾场地。

（3）组长、助手讨论和总结本次课程，并记录在对应表中（附录7）。

第十五章
第 4 次小组活动（干预第 4 周）

活动目的	• 分享上周行动计划完成情况 • 了解慢阻肺急性加重的早期识别★ • 学会下肢训练方法★ • 制订一周行动计划
所需材料	• 第 4 次小组活动 PPT 课件 • 视频：慢阻肺的基础知识、下肢运动训练方法 • 大白纸/白板、记号笔、纸、圆珠笔、靠背椅、弹力带
活动安排及 时间分配 （60 分钟）	• 活动 1　开场和回顾（5 分钟） • 活动 2　分享上周行动计划完成情况（10 分钟） • 活动 3　学习慢阻肺急性加重的早期识别（15 分钟）★ • 活动 4　学习下肢训练动作（15 分钟）★ • 活动 5　制订一周行动计划（10 分钟） • 活动 6　总结（5 分钟）

活动 1　开场和回顾

【活动步骤】

组长：大家好，欢迎大家能来继续参加我们第 4 次小组活动。能按时参加我们的活动，您已经成功了一半。大家要相信，积极学习慢阻肺的知识和技能，并把这些知识和技能转化为我们的行动，建立积极预防慢阻肺的行为习惯，就一定能延缓或者避免慢阻肺的发生。即便是一点点的改变，都可能有利于慢阻肺的预防。坚持下去，您能行！

今天我们首先回顾一下上次小组活动的内容（简单回顾主要内容即可，可使用上次小组活动 PPT 课件），了解一下每个人上周行动计划的完成情况。然后我们继续向着预防慢阻肺的目标前进，继续学习和分享预防慢阻肺的科学知识和技能。

活动 2　分享上周行动计划完成情况

【所需材料】

PPT 课件、学员手册。

【活动步骤】

1. 分享上周行动计划完成情况

（1）组长示范。

组长和助手分别报告自己的行动计划完成情况（可使用提前准备好的 PPT），展示各自的行动计划实施记录表，为组员示范如何报告。

（2）组员交流分享。

组长：现在，我想听听大家上一周的行动计划完成情况。请从这位组员（选择一位外向、愿意表达的组员）开始，然后轮流报告。

组员分享过程中，组长应认真倾听，积极鼓励。

2. 解决问题

参照第十三章相应内容。

活动 3　学习慢阻肺急性加重的早期识别

【所需材料】

PPT 课件、视频。

【活动步骤】

1. 播放视频

播放慢阻肺相关视频，加深居民对慢阻肺的认识。

2. 小讲课：慢阻肺急性加重的早期识别

组长介绍慢阻肺急性加重的定义、临床表现、原因、危害及患者如何科学管理。

活动4　学习下肢训练动作

【所需材料】

PPT课件、视频、靠背椅和弹力带。

【活动步骤】

1. 小讲课：常见的下肢训练方法和适合慢阻肺患者的简易下肢训练方法

组长：通过下肢训练预防慢阻肺。

2. 学习下肢训练方法

组长和助手介绍跳绳、爬楼梯、平板支撑、深蹲和高抬腿动作（使用PPT课件），组员共同学习。现场讲解时，注意重点强调动作要领、安全性（图15-1）。

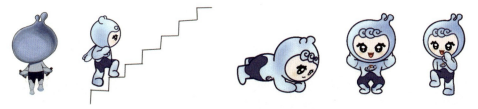

图15-1　跳绳、爬楼梯、平板支撑、深蹲和高抬腿动作

3. 学习简易下肢训练方法：坐位或站立位

组长和助手讲解动作（使用PPT课件和视频），现场演示，组员共同学习、锻炼。现场讲解时，注意重点强调动作要领、安全性（图15-2）。

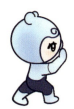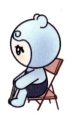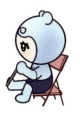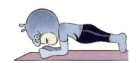

图15-2　简易下肢训练方法

活动 5　制订一周行动计划

【所需材料】

学员手册。

【活动步骤】

（1）制订行动计划（表15-1）。

组长：现在请每个组员制订自己的一周行动计划，将计划写在自己的学员手册上。

（2）家庭作业：执行行动计划、记录完成情况。

组长：今天给大家布置一个家庭作业。每个人在未来一周，执行自己制订的行动计划，并且认真记录下每个活动的执行情况。

表 15-1　一周行动计划

时间：　　年　月　日至　　年　月　日

分类	行动内容（做什么）	行动强度（做多少）	行动时间（什么时间做）	行动频次（每周做多少天）	完成信心（0~10分）	完成情况（完成/部分完成/未能完成/超额完成/改为另一个计划）
知识	复习学员手册里学习的内容	看1遍	周一，下午	1天	9	
运动	站位简易下肢训练	2次，每次10组	周二、周四、周六，晚上	3天	8	
运动	坐位简易下肢训练	3次，每次10组	周三、周五、周日，晚上	3天	8	

活动 6　总结

【所需材料】

PPT 课件。

【活动步骤】

1. 内容回顾

组长快速回顾本次课程的主要内容，也可以提问，然后允许组员自由发言。

2. 感受分享

组长请 3~5 名组员用一句话谈谈本堂课自己的感受、本堂课里自己最喜欢的内容、有没有信心落实自己的一周行动计划。

3. 问题解答

组长请组员自由提问，并进行解答。

4. 下次小组活动安排

（1）介绍下次课程的主要内容。

组长：下次课程我们的主题是慢阻肺的免疫预防，还会继续教给大家排痰训练。

（2）强调上课时间、地点及考勤制度。

组长：下次上课的时间是_____月_____日，星期_____；上午/下午_____：_____开始，地点在_____。如果有人因为事情无法参加下次课程，请提前打电话告诉我们。如果下次课程因为天气等原因更改时间或地点，我们会提前通知您。

（3）表达希望下次见面的意愿。

组长：无论您本周计划的坚持情况好坏，我们都特别希望您能在下周继续参加到我们的小组活动中来。即使下周由于各种原因您不能参加我们的活动，也请您联系我们。但请尽力参加下次的小组活动。

5. 收尾工作

（1）组长、助手送组员离开活动现场。

（2）组长、助手收拾场地。

（3）组长、助手讨论和总结本次课程，并记录在对应表中（附录7）。

第十六章
第 5 次小组活动（干预第 5 周）

活动目的	• 分享上周行动计划完成情况 • 了解流感疫苗和肺炎疫苗 ★ • 学会排痰训练方法 ★ • 制订一周行动计划
所需材料	• 第 5 次小组活动 PPT 课件 • 视频：排痰训练方法 • 大白纸/白板、记号笔、纸、圆珠笔
活动安排及 时间分配 （60 分钟）	• 活动 1　开场和回顾（5 分钟） • 活动 2　分享上周行动计划完成情况（5 分钟） • 活动 3　学习慢阻肺的三级预防和免疫预防知识（15 分钟）★ • 活动 4　复习下肢训练动作（5 分钟） • 活动 5　学习排痰训练方法（20 分钟）★ • 活动 6　制订一周行动计划（5 分钟） • 活动 7　总结（5 分钟）

活动 1　开场和回顾

【活动步骤】

组长：大家好，欢迎大家能来继续参加我们第 5 次小组活动。

今天我们首先回顾一下上次小组活动的内容（简单回顾主要内容即可，可使用上次小组活动 PPT 课件），了解一下每个人上周行动计划的完成情况。然后我们继续向着预防慢阻肺的目标前进，继续学习和分享预防慢阻肺的科学知识和技能。

活动 2　分享上周行动计划完成情况

【所需材料】

PPT 课件、学员手册。

【活动步骤】

1. 分享上周行动计划完成情况

（1）组长示范。

组长和助手分别报告自己的行动计划完成情况（可使用提前准备好的 PPT），展示各自的行动计划实施记录表，为组员示范如何报告。

（2）组员交流分享。

组长：现在，我想听听大家上一周的行动计划完成情况。请从这位组员（选择一位外向、愿意表达的组员）开始，然后轮流报告。

组员分享过程中，组长应认真倾听，积极鼓励。

2. 解决问题

参照第十三章相应内容。

活动 3　学习慢阻肺的三级预防和免疫预防知识

【所需材料】

PPT 课件。

【活动步骤】

小讲课：慢阻肺的三级预防和免疫预防

慢阻肺是一种常见的高花费、低效益疾病，容易被检出，且可以有效地加以预防，因此非常适合进行三级预防。对慢阻肺进行系统的三级预防，尤其是注射流感和肺炎球菌疫苗，必将带来巨大的社会、经济效益。

GOLD 2018 明确提出，慢阻肺患者应接种流感疫苗和肺炎球菌疫苗，预防慢阻肺再次急性加重。

我国建议 60 岁及以上老年人均应接种流感疫苗和肺炎球菌疫苗，患有慢性基础疾病（如患慢阻肺等慢性呼吸系统疾病）者应优先接种。

★流感疫苗

流感病毒：流感病毒感染是老年人慢阻肺发病率和死亡率过高的原因，并可能影响疾病的进展。研究显示，疫苗接种后，呼吸道疾病发病率减少56%，住院率减少50%，全因死亡率减少68%，接种者肺炎发病率减少53%。疫苗接种是目前保护老年人免受流感病毒感染的最有效措施。

流感疫苗：目前我国批准上市的流感疫苗有全病毒疫苗、裂解病毒疫苗和亚单位疫苗3种，均为灭活疫苗。

【免疫程序】3岁以上儿童及成人接种1剂，注射0.5 mL。

【接种剂量和接种途径】成人剂量为0.5 mL/支，接种途径为肌内或皮下注射，具体见说明书。

【禁忌】①已知对鸡蛋或对疫苗所含任何成分，如辅料、甲醛、裂解剂、庆大霉素等过敏者；②未控制的癫痫和有其他进行性神经系统疾病患者，如吉兰-巴雷综合征病史者；③患急性疾病、严重慢性疾病、慢性疾病的急性加重期者；④发热者或有感冒症状者；⑤妊娠期妇女（具体见疫苗说明书）。

★肺炎球菌疫苗

肺炎链球菌：肺炎链球菌是一种寄生在健康人鼻咽部的条件致病菌。当人体抵抗力下降或营养不良、年老体弱时，肺炎链球菌将透过防御黏膜，发生侵袭性肺炎球菌性疾病，严重感染时可导致菌血症、败血症、脑膜炎和肺炎等。肺炎球菌疫苗是预防肺炎链球菌感染最有效的手段。肺炎链球菌感染是老年人和慢阻肺等高危人群发病和死亡的主要原因之一。肺炎球菌疫苗的接种，可以有效阻断肺炎链球菌的携带与传播，控制肺炎球菌性疾病，缓解使用抗生素治疗带来的耐药问题。

23价肺炎球菌多糖疫苗：目前我国批准用于老年人的肺炎球菌疫苗为23价肺炎球菌多糖疫苗，能诱导出65岁及以上人群12种疫苗血清型的功能性免疫应答。接种后可以降低肺炎球菌性疾病，但其保护效力随年龄的增长而逐渐降低，建议接种疫苗5年后复种疫苗。

【接种对象】用于2岁以上易感者。

【接种剂量和接种途径】上臂外侧三角肌皮下或肌内注射，每次注射0.5 mL。

【接种建议】优先推荐65岁及以上的老年人，以及2～64周岁患有慢性肺部疾病、慢性心血管疾病、糖尿病、慢性肾功能衰竭、酒精中毒、免疫功能低下者等接种。不建议对上述人群中免疫功能正常者进行复种，但年龄小于65周岁并伴有慢性肾功能衰竭、肾病综合征、功能性或器质性无脾及免疫功能受损者进行复种，2剂至少间隔5年，首次接种年龄≥65周岁者无须复种。

流感疫苗与肺炎球菌疫苗联合接种有益于老年慢阻肺患者。

活动 4　复习下肢训练动作

【所需材料】

视频、PPT。

【活动步骤】

组长和助手可带领大家做一遍下肢训练动作，起到复习动作要领的作用即可。

活动 5　学习排痰训练方法

【所需材料】

PPT 课件、视频。

【活动步骤】

播放排痰训练视频，根据排痰训练的要点与视频中的文字，由组长及助手边讲解边演示，带领小组成员一起学习与操作训练。

排痰训练

通过体位引流、胸部叩击与震颤及咳嗽训练促进患者肺部痰液排出。

1. 体位引流

体位引流利用重力促进各个肺段内积聚的分泌物排出。根据病变部位采用不同的引流体位（病变部位尽量在高处），使病变部位痰液向主支气管引流（图16-1）。引流频率视分泌物多少而定，痰量少者，每天上、下午各引流 1 次；痰量多者宜每天引流 3～4 次，餐前进行为宜，每次引流一个部位，时间 5～10 分钟，如有数个部位，则总时间不超过 30～45 分钟，以免疲劳。

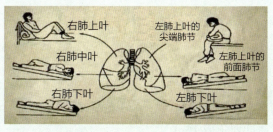

图 16-1　体位引流指示图

2. 胸部叩击与震颤

胸部叩击与震颤有助于黏稠痰、浓痰脱离支气管壁。其方法为治疗者手指并拢，手背隆起，手掌中空，运用腕关节摆动在引流部位胸背部轮流轻叩 30~45 秒，患者可自由呼吸（图 16-2）。叩击拍打后治疗者用手按在病变部位，嘱患者做深呼吸，在深呼气时做胸壁颤摩振动，连续 3~5 次，再做叩击，如此重复 2~3 次，再嘱患者咳嗽以排痰。

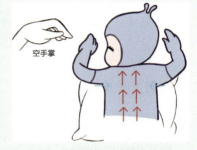

图 16-2 胸部叩击与震颤示意图

3. 咳嗽训练

咳嗽训练的正确步骤为：深吸气以达到必要的吸气容量，短暂屏住呼吸以使气体在肺内得到最大分布，关闭声门以增强气道中的压力，增加腹内压来进一步增加胸腔内压，声门突然打开，形成由肺内冲出的高速气流，促使分泌物移动，随咳嗽排出体外（图 16-3）。

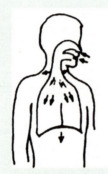 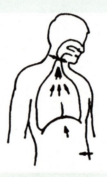 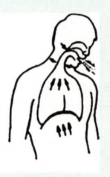

第 1 步：深吸气　　　第 2~4 步：闭气、关闭声门、增加胸内压　　　第 5 步：声门开放

图 16-3 咳嗽训练

活动 6　制订一周行动计划

【所需材料】

学员手册。

【活动步骤】

（1）制订行动计划（表 16-1）。

组长：现在请每个组员制订自己的一周行动计划，将计划写在自己的学员手册上。

（2）家庭作业：执行行动计划、记录完成情况。

组长：今天给大家布置一个家庭作业。每个人在未来一周，执行自己制订的行动计划，并且认真记录下每个活动的执行情况。

表 16-1 一周行动计划

时间： 年 月 日至 年 月 日

分类	行动内容（做什么）	行动强度（做多少）	行动时间（什么时间做）	行动频次（每周做多少天）	完成信心（0~10分）	完成情况（完成/部分完成/未能完成/超额完成/改为另一个计划）
知识	复习学员手册里学习的内容	看1遍	周一，下午	1天	9	
运动	排痰训练——主动咳嗽	2组，每组10次	每天，早上	7天	8	
运动	排痰训练——扩胸运动	2组，每组10次	周一、周三、周五，早上	3天	8	
运动	排痰训练——腹式呼吸	2组，每组20次	周二、周四、周六，早上	3天	7	
运动	排痰训练——大笑	2组，每组10次	周三、周日，早上	2天	7	

活动 7　总结

【所需材料】

PPT 课件。

【活动步骤】

1. 内容回顾

组长快速回顾本次课程的主要内容，也可以提问，然后允许组员自由发言。

2. 感受分享

组长请3~5名组员用一句话谈谈本堂课自己的感受、本堂课里自己最喜欢的内容、有没有信心落实自己的一周行动计划。

3. 问题解答

组长请组员自由提问，并进行解答。

4. 下次小组活动安排

（1）介绍下次课程的主要内容。

组长：下次课程我们的主题是学习健身运动八段锦。

（2）强调上课时间、地点及考勤制度。

组长：下次上课的时间是_____月_____日，星期_____；上午/下午_____：_____开始，地点在_____。如果有人因为事情无法参加下次课程，请提前打电话告诉我们。如果下次课程因为天气等原因更改时间或地点，我们会提前通知您。

（3）表达希望下次见面的意愿。

组长：无论您本周计划的坚持情况好坏，我们都特别希望您能在下周继续参加到我们的小组活动中来。即使下周由于各种原因您不能参加我们的活动，也请您联系我们。但请尽力参加下次的小组活动。

5. 收尾工作

（1）组长、助手送组员离开活动现场。

（2）组长、助手收拾场地。

（3）组长、助手讨论和总结本次课程，并记录在对应表中（附录7）。

第十七章

第 6 次小组活动（干预第 6 周）

活动目的	• 分享上周行动计划完成情况 • 了解锻炼八段锦的益处 • 学会八段锦第二式和第八式★ • 制订一周行动计划
所需材料	• 第 6 次小组活动 PPT 课件 • 视频：八段锦 • 大白纸/白板、记号笔、纸、圆珠笔
活动安排及时间分配（60 分钟）	• 活动 1　开场和回顾（5 分钟） • 活动 2　分享上周行动计划完成情况（10 分钟） • 活动 3　健身运动：八段锦（30 分钟）★ • 活动 4　制订一周行动计划（10 分钟） • 活动 5　总结（5 分钟）

活动 1　开场和回顾

【活动步骤】

组长：大家好，欢迎大家能来继续参加我们第 6 次小组活动。

今天我们首先回顾一下上次小组活动的内容（简单回顾主要内容即可，可使用上次小组活动 PPT 课件），了解一下每个人上周行动计划的完成情况。然后我们继续向着预防慢阻肺的目标前进，继续学习和分享预防慢阻肺的科学知识和技能。

活动2　分享上周行动计划完成情况

【所需材料】

PPT课件、学员手册。

【活动步骤】

1. 分享上周行动计划完成情况

（1）组长示范。

组长和助手分别报告自己的行动计划完成情况（可使用提前准备好的PPT），展示各自的行动计划实施记录表，为组员示范如何报告。

（2）组员分享交流。

组长：现在，我想听听大家上一周的行动计划完成情况。请从这位组员（选择一位外向、愿意表达的组员）开始，然后轮流报告。

组员分享过程中，组长应认真倾听，积极鼓励。

2. 解决问题

参照第十三章相应内容。

活动3　健身运动：八段锦

【所需材料】

PPT课件、视频。

【活动步骤】

1. 介绍八段锦

八段锦是一套独立而完整的健身功法，起源于北宋，至今共800多年的历史。古人把这套动作比喻为"锦"，意为五颜六色，美而华贵。其动作舒展优美，被视为"祛病健身，效果极好，编排精致，动作完美"的一项健身运动。现代的八段锦在内容与名称上均有所改变，此功法分为八段，每段一个动作，故名为"八段锦"。练习无须准备器械，不受场地局限，简单易学，节省时间，作用极其显著；适合男女老少，可使瘦者健壮，胖者减肥。

2. 介绍八段锦第二式：左右开弓似射雕

（1）活动功效。

这一动作重点是改善胸椎、颈部的血液循环。临床上对脑震荡引起的后遗症有一定的治疗作用。同时对上、中焦内的各脏器，尤其是心肺给予节律性的按摩，因而可增强心肺功能。通过扩胸伸臂，使胸肋部和肩臂部的骨骼肌肉得到锻炼和增强，有助于保持正确姿势，矫正两肩内收、圆背等不良姿势。

（2）动作要领。

预备式［图17-1（a）］：双脚略宽于肩站立，两臂放松，身体保持中正。调息。

左式1［图17-1（b）］：闭气。重心移至左腿，右脚跟抬起，身体向左侧微转，同时两手剑指相交如搭弓之势，高度与额头保持平行。

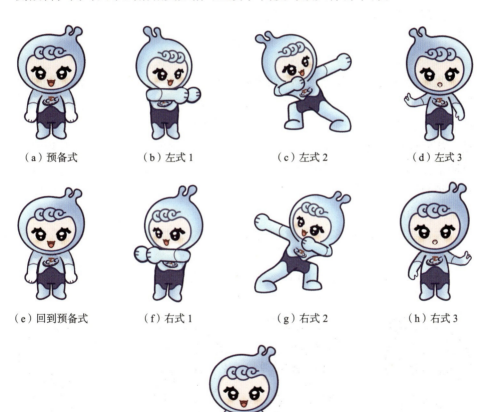

（a）预备式　　（b）左式1　　（c）左式2　　（d）左式3

（e）回到预备式　　（f）右式1　　（g）右式2　　（h）右式3

（i）回到预备式

图17-1　八段锦第二式

左式2［图17-1（c）］：右脚向右平行撤步，重心后移至右腿，同时左手前推，右手后拉，两手极力相争如拉弓之势，两手平行斜向上45°。

左式3［图17-1（d）］：重心移至左腿，收右脚，两手打开自然下落。同时用口徐徐呼气，呼气要做到细、微、长。

回预备式，调息［图17-1（e）］。

右式1［图17-1（f）］：闭气。重心移至右腿，左脚跟抬起，身体向右侧微转，同时两手剑指相交如搭弓之势，高度与额头保持平行。

右式2［图17-1（g）］：左脚向左平行撤步，重心后移至左腿，同时右手前推，左手后拉，两手极力相争如拉弓之势，两手平行斜向上45°。

右式3［图17-1（h）］：重心移至右腿，收左脚，两手打开自然下落。同时用口徐徐呼气，呼气要做到细、微、长。

回预备式，调息［图17-1（i）］。

3. 介绍八段锦第八式：背后七颠百病消

（1）活动功效。

此式通过肢体导引，吸气时两臂自身侧上举过头，呼气时下落，同时放松全身，并将"浊气"自头向涌泉引，排出体外。"浊气"是指所有紧张、污浊病气。古人谓之"排浊留清"或"去浊留清"。由于脚跟有节律地弹性运动，从而使椎骨之间及各个关节韧带得以锻炼，对各段椎骨的疾病和扁平足有防治作用。同时有利于脑脊液的循环和脑脊神经功能的增强，进而加强全身神经的调节作用。

（2）动作要领。

预备式［图17-2（a）］：双脚与肩同宽站立，两臂放松，身体保持中正。调息。

闭气。脚跟抬起，踮起脚尖，身体保持垂直［图17-2（b）］。

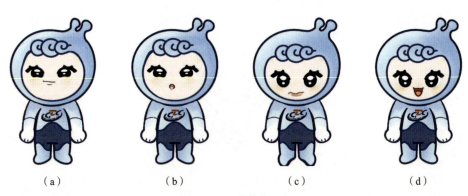

（a）　　　　　（b）　　　　　（c）　　　　　（d）

图17-2　八段锦第八式

身体放松，脚跟落地，重心自然下顿，双腿垂直，同时将丹田之气用力呼出，并发出"呼"声［图 17-2（c）］。

回预备式，调息（预备式和调息同八段锦第二式）；重复上述动作 7 次，为一个完整动作［图 17-2（d）］。

活动 4　制订一周行动计划

【所需材料】

学员手册。

【活动步骤】

（1）制订行动计划（表 17-1）。

组长：现在请每个组员制订自己的一周行动计划，将计划写在自己的学员手册上。

（2）家庭作业：执行行动计划、记录完成情况。

组长：今天给大家布置一个家庭作业。每个人在未来一周，执行自己制订的行动计划，并且认真记录下每个活动的执行情况。

表 17-1　一周行动计划

时间：　　年　月　日至　　年　月　日

分类	行动内容（做什么）	行动强度（做多少）	行动时间（什么时间做）	行动频次（每周做多少天）	完成信心（0~10分）	完成情况（完成/部分完成/未能完成/超额完成/改为另一个计划）
知识	复习学员手册里学习的内容	看 1 遍	周一，下午	1 天	9	
运动	八段锦第二式	2 次，每次 8 组	每天早晚各 1 次	6 天	8	
运动	八段锦第八式	2 次，每次 8 组	每天早晚各 1 次	6 天	8	

活动 5　总结

【所需材料】

PPT 课件。

【活动步骤】

1. 内容回顾

组长快速回顾本次课程的主要内容，也可以提问，然后允许组员自由发言。

2. 感受分享

组长请 3~5 名组员用一句话谈谈本堂课自己的感受、本堂课里自己最喜欢的内容、有没有信心落实自己的一周行动计划。

3. 问题解答

组长请组员自由提问，并进行解答。

4. 下次小组活动安排

（1）介绍下次课程的主要内容。

组长：下次课程我们的主题是心理管理。

（2）强调上课时间、地点及考勤制度。

组长：下次上课的时间是_____月_____日，星期_____；上午/下午_____:_____开始，地点在_____。如果有人因为事情无法参加下次课程，请提前打电话告诉我们。如果下次课程因为天气等原因更改时间或地点，我们会提前通知您。

（3）表达希望下次见面的意愿。

组长：无论您本周计划的坚持情况好坏，我们都特别希望您能在下周继续参加到我们的小组活动中来。即使下周由于各种原因您不能参加我们的活动，也请您联系我们。但请尽力参加下次的小组活动。

5. 收尾工作

（1）组长、助手送组员离开活动现场。

（2）组长、助手收拾场地。

（3）组长、助手讨论和总结本次课程，并记录在对应表中（附录 7）。

第十八章
第 7 次小组活动（干预第 7 周）

活动目的	• 分享上周行动计划完成情况 • 了解心理管理的作用 • 学会心理调节的方法★ • 制订一周行动计划
所需材料	• 第 7 次小组活动 PPT 课件 • 大白纸 / 白板、记号笔、纸、圆珠笔
活动安排及 时间分配 （60 分钟）	• 活动 1　开场和回顾（5 分钟） • 活动 2　分享上周行动计划完成情况（5 分钟） • 活动 3　建立积极的想法（10 分钟） • 活动 4　保持心情愉快的方法（5 分钟）★ • 活动 5　寻找社会支持（10 分钟）★ • 活动 6　学会用"我"语句表达（10 分钟）★ • 活动 7　学会放松（5 分钟）★ • 活动 8　制订一周行动计划（5 分钟） • 活动 9　总结（5 分钟）

活动 1　开场和回顾

【活动步骤】

组长：大家好，欢迎大家能来继续参加我们第 7 次小组活动。

今天我们首先回顾一下上次小组活动的内容（简单回顾主要内容即可，可使用上次小组活动 PPT 课件），了解一下每个人上周行动计划的完成情况。然后我们继续向着预防慢阻肺的目标前进，继续学习和分享预防慢阻肺的科学知识和技能。

活动2　分享上周行动计划完成情况

【所需材料】

PPT课件、学员手册。

【活动步骤】

1. 分享上周行动计划完成情况

（1）组长示范。

组长和助手分别报告自己的行动计划完成情况（可使用提前准备好的PPT），展示各自的行动计划实施记录表，为组员示范如何报告。

（2）组员交流分享。

组长：现在，我想听听大家上一周的行动计划完成情况。请从这位组员（选择一位外向、愿意表达的组员）开始，然后轮流报告。

组员分享过程中，组长应认真倾听，积极鼓励。

2. 解决问题

参照第十三章相应内容。

活动3　建立积极的想法

【所需材料】

PPT课件、学员手册。

【活动步骤】

小讲课：ABC理论

组长：医学研究证明，76%的疾病都与心理状态和情绪有关（表18-1）。

表18-1　心理因素在各种疾病症状中所占百分比

症状	百分比	症状	百分比
颈椎疼痛	75%	头昏眼花	80%
咽喉肿大	90%	头痛	80%
溃疡	50%	便秘	70%

续表

症状	百分比	症状	百分比
胆囊胀痛	50%	疲劳	90%
胃胀气	99%	肠胀气	44%

ABC 理论如图 18-1 所示。

举例 1

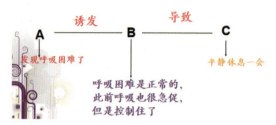

举例 2

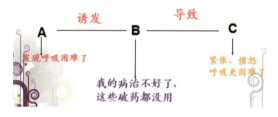

基础理论

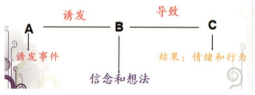

图 18-1　ABC 理论

活动 4　保持心情愉快的方法

【所需材料】

PPT 课件。

【活动步骤】

组长引导学员讨论保持心情愉快的方法，并让助手写在白板上。

以下可供参考。

（1）有一颗接纳的心。怀有宽容、接纳的心态，与世无争，顺其自然，服老不逞强，不要拿自己的尺子衡量别人。

（2）培养业余爱好，如唱歌、跳舞、打牌、看书、种菜、养宠物、禅修等。

（3）社会支持。有可以谈心的亲友，能够获得社区信息（如知道去哪里看病、娱乐，哪里有老年大学），有归属感（属于一个集体，如合唱团体、舞蹈队、健身气功团体），有价值感（如承担一些家务，志愿者）等。

（4）合理运动，放松训练与冥想。

……

活动 5　寻找社会支持

【所需材料】

PPT 课件、学员手册。

【活动步骤】

组长举例张大爷所拥有的社会支持，并引导学员在学员手册上填写自己的社会支持（图 18-2），填写完成之后组织大家讨论。

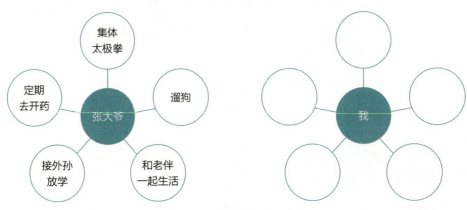

图 18-2　社会支持疏理示意图

活动6 学会用"我"语句表达

【所需材料】

PPT 课件。

【活动步骤】

小讲课:"我"语句和"你"语句的区别和练习

(1)"你"语句范例:

——你天天就知道摆弄你的花花草草,都不会帮我测下血压!

——你能不能别老丢三落四?

——你买的东西都不好吃。

(2)"我"语句表达:

——我想着你能帮助我练习呼吸,这样我的呼吸顺畅了,也可以帮助照顾你的花花草草。

——当我看到你找不到你的东西时,我也有些着急。

——我觉得我们还是稍微少吃一些红肉,因为多吃红肉不太健康。

(3)有效交流小贴士:

① 用"我"开头讲话,而不是"你",这样的方式隐去了指责意味。

② 用"我"语句时,着重强调事情对自己的影响。

③ 用"我"语句代替"你"语句句型:情境+感受+影响+期待。

④ 尽量用开放式的言语交流与自己对话或与周围人交流,如"好不好""怎么样""可不可以"等。

⑤ 避免用"总是""老""就"这样的字眼,避免带有指责意味。

活动7 学会放松

【所需材料】

PPT 课件。

【活动步骤】

组长介绍常用的自我放松的方法。

① 自我暗示,激励。

② 适当地找朋友倾诉宣泄。
③ 听音乐、观看电影或综艺节目。
④ 品尝或自制美食。
⑤ 足浴、按摩。
⑥ 健身活动。
⑦ 用冷水洗脸。
⑧ 闭目深呼吸。
⑨ 培养1~2个兴趣爱好。

活动8　制订一周行动计划

【所需材料】

学员手册。

【活动步骤】

(1) 制订行动计划（表18-2）。

组长：现在请每个组员制订自己的一周行动计划，将计划写在自己的学员手册上。

(2) 家庭作业：执行行动计划、记录完成情况。

组长：今天给大家布置一个家庭作业。每个人在未来一周，执行自己制订的行动计划，并且认真记录下每个活动的执行情况。

表18-2　一周行动计划

时间：　　年　月　日至　　年　月　日

分类	行动内容（做什么）	行动强度（做多少）	行动时间（什么时间做）	行动频次（每周做多少天）	完成信心（0~10分）	完成情况（完成/部分完成/未能完成/超额完成/改为另一个计划）
知识	复习学员手册里学习的内容	看1遍	周一，下午	1天	9	
放松训练	冥想、深呼吸	1次	周二、周四、周六，早晨	3天	8	

续表

分类	行动内容（做什么）	行动强度（做多少）	行动时间（什么时间做）	行动频次（每周做多少天）	完成信心（0~10分）	完成情况（完成/部分完成/未能完成/超额完成/改为另一个计划）
放松训练	肌肉放松	1次	周二、周四、周六，早晨	3天	8	
心理管理	保持心情愉快的方法	1次	周三、周五、周日，早晨	3天	8	
心理管理	学会用"我"语句表达	1次	周三、周五、周日，早晨	3天	8	

活动9 总结

【所需材料】

PPT课件。

【活动步骤】

1. 内容回顾

组长快速回顾本次课程的主要内容，也可以提问，然后允许组员自由发言。

2. 感受分享

组长请3~5名组员用一句话谈谈本堂课自己的感受、本堂课里自己最喜欢的内容、有没有信心落实自己的一周行动计划。

3. 问题解答

组长请组员自由提问，并进行解答。

4. 下次小组活动安排

（1）介绍下次课程的主要内容。

组长：下次课程是我们最后一次课程，主题是慢阻肺的急性加重、重症危害，此外还会进行简单的结课仪式。

（2）强调上课时间、地点及考勤制度。

组长：下次上课的时间是＿＿＿＿月＿＿＿＿日，星期＿＿＿＿；上午/

下午_____：_____开始,地点在_____。如果有人因为事情无法参加下次课程,请提前打电话告诉我们。如果下次课程因为天气等原因更改时间或地点,我们会提前通知您。

(3) 表达希望下次见面的意愿。

组长:无论您本周计划的坚持情况好坏,我们都特别希望您能在下周继续参加到我们的小组活动中来。即使下周由于各种原因您不能参加我们的活动,也请您联系我们。但请尽力参加下次的小组活动。

5. 收尾工作

(1) 组长、助手送组员离开活动现场。

(2) 组长、助手收拾场地。

(3) 组长、助手讨论和总结本次课程,并记录在对应表中(附录7)。

第十九章
第 8 次小组活动（干预第 8 周）

活动目的	• 分享上周行动计划完成情况 • 了解慢阻肺的急性加重、重症危害 • 全部课程总结 • 问卷调查 • 结课仪式
所需材料	• 第 8 次小组活动 PPT 课件 • 视频：慢阻肺的急性加重、重症危害 • 大白纸/白板、记号笔、纸、圆珠笔
活动安排及 时间分配 （20+60 分钟）	• 活动 1　开场和回顾（5 分钟） • 活动 2　分享上周行动计划完成情况（10 分钟） • 活动 3　学习慢阻肺的急性加重、重症危害（15 分钟） • 活动 4　全部课程总结（25 分钟） • 活动 5　结课仪式（5 分钟） • 问卷调查（20 分钟）★

活动 1　开场和回顾

【活动步骤】

组长：大家好，欢迎大家能来继续参加我们第 8 次，也是最后一次的小组活动。非常高兴看到大家都能再次参加我们的慢阻肺干预小组活动。只有持之以恒才能获得成功。

今天我们首先回顾一下上次小组活动的内容（简单回顾主要内容即可，可使用上次小组活动 PPT 课件），了解一下每个人上周行动计划完成情况。然后我们继续向着预防慢阻肺的目标前进，继续学习和分享预防慢阻肺的科学知识和技能。

活动 2　分享上周行动计划完成情况

【所需材料】

PPT 课件、学员手册。

【活动步骤】

1. 分享上周行动计划完成情况

（1）组长示范。

组长和助手分别报告自己的行动计划完成情况（可使用提前准备好的 PPT），展示各自的行动计划实施记录表，为组员示范如何报告。

（2）组员交流分享。

组长：现在，我想听听大家上一周的行动计划完成情况。请从这位组员（选择一位外向、愿意表达的组员）开始，然后轮流报告。

组员分享过程中，组长应认真倾听，积极鼓励。

2. 解决问题

参照第十三章相应内容。

活动 3　学习慢阻肺的急性加重、重症危害

【所需材料】

PPT 课件、视频。

【活动步骤】

1. 播放视频

播放慢阻肺的急性加重、重症危害相关视频。

2. 小讲课：慢阻肺的急性加重、重症危害

组长介绍慢阻肺急性加重的定义、表现、原因、危害及患者如何科学管理。

活动 4　全部课程总结

【所需材料】

PPT 课件。

【活动步骤】

1. 内容回顾

组长快速回顾本次活动共 8 次课程的主要内容（可重新播放小组活动 PPT 课件），也可以提问，然后允许组员自由发言。

2. 感受分享

组长请全部组员分享感受。

（1）用一句话谈谈参加本次活动、8 次课程后自己的感受。

（2）本次活动课程里自己最喜欢的内容。

（3）参加了 8 次课程，一周计划是否都实现了，在此过程中自己的最大收获是什么。

（4）活动结束后有没有信心继续按照课程中一周计划进行自我管理。

（5）对本次活动内容或方式的建议。

3. 问题解答

组长请组员自由提问，并进行解答。

活动 5　结课仪式

【活动步骤】

1. 结课仪式

问卷调查结束后，组长宣布此次活动课程全部结束，取得圆满成功。同时告知所有组员，3 个月后会有社区医生对组员进行参与课程后效果评估方面的随访，并提供免费肺功能检测一次。

可适当对参加此次活动的组员中表现良好、按照一周计划实现目标的组员给予表彰奖励，全体成员合影留念。

2. 收尾工作

（1）组长、助手送组员离开活动现场。

（2）组长、助手收拾场地。

（3）组长、助手讨论和总结本次课程，并记录在对应表中（附录 7）。

参考文献

[1] CELLI B, FABBRI L, CRINER G, et al. Definition and nomenclature of chronic obstructive pulmonary disease: time for its revision [J]. Am J Respir Crit Care Med, 2022, 206(11): 1317−1325.

[2] LAMPRECHT B, MCBURNIE M A, VOLLMER W M, et al. COPD in never smokers: results from the population-based burden of obstructive lung disease study [J]. Chest, 2011, 139(4): 752−763.

[3] SAFIRI S, CARSON-CHAHHOUD K, NOORI M, et al. Burden of chronic obstructive pulmonary disease and its attributable risk factors in 204 countries and territories, 1990−2019: results from the Global Burden of Disease Study 2019[J]. BMJ, 2022, 378: e069679.

[4] 中国疾病预防控制中心慢性非传染性疾病预防控制中心，国家卫生健康委统计信息中心. 中国死因监测数据集：2021 [M]. 北京：中国科学技术出版社，2022.

[5] WANG C, XU J, YANG L, et al. Prevalence and risk factors of chronic obstructive pulmonary disease in China (the China Pulmonary Health [CPH] study): a national cross-sectional study[J]. Lancet, 2018, 391(10131): 1706−1717.

[6] YIN P, WU J Y, WANG L J, et al. The burden of COPD in China and its provinces: findings from the Global Burden of Disease Study 2019[J]. Front Public Health, 2022, 10: 859499.

[7] DING Z, WANG K, LI J, et al. Association between glutathione S-transferase gene M_1 and T_1 polymorphisms and chronic obstructive pulmonary disease risk: a meta-analysis[J]. Clin Genet, 2019, 95(1): 53−62.

[8] GRASSELLI G, GRECO M, ZANELLA A, et al. Risk factors associated with mortality among patients with COVID-19 in intensive care units in Lombardy, Italy[J]. JAMA Intern Med, 2020, 180(10): 1345−1355.

[9] 中华医学会呼吸病学分会慢性阻塞性肺疾病学组，中国医师协会呼吸

医师分会慢性阻塞性肺疾病工作委员会.慢性阻塞性肺疾病急性加重高风险患者识别与管理中国专家共识[J].国际呼吸杂志，2022，42(24)：1845-1863.

[10] 葛均波，徐永健，王辰.内科学[M].9版.北京：人民卫生出版社，2018.

[11] 梁振宇，王凤燕，陈子正，等.2023年GOLD慢性阻塞性肺疾病诊断、管理及预防全球策略更新要点解读[J].中国全科医学，2023，26(11)：1287-1298.

[12] YEN T T, JIANG R S, CHANG C Y, et al. Erythromycin reduces nasal inflammation by inhibiting immunoglobulin production, attenuating mucus secretion, and modulating cytokine expression[J]. Sci Rep, 2021, 11(1): 21737.

[13] 梁晓峰.创建全面无烟环境指南[M].北京：军事医学科学出版社，2013.

[14] 国家体育总局健身气功管理中心.健身气功发展史[M].北京：人民体育出版社，2017.

附 录

附录 1

附表 1-1　mMRC 呼吸困难问卷

呼吸困难评价等级	呼吸困难严重程度
0 级	只有在剧烈活动时才感到呼吸困难
1 级	在平地快步行走或步行爬小坡时出现气短
2 级	由于气短，平地行走时比同龄人慢或需要停下来休息
3 级	在平地行走 100 m 左右或数分钟后需要停下来喘气
4 级	严重呼吸困难以至于不能离开家，或在穿衣服、脱衣服时出现呼吸困难

注：1. 该问卷用于评估慢阻肺患者呼吸困难程度，其中等级≥2 级即为症状严重；
　　2. 该问卷源自 2023 年慢阻肺全球倡议。

附表 1-2　慢阻肺患者自我评估测评

症状	评分	症状
我从不咳嗽	0 1 2 3 4 5	我总是咳嗽
我肺里一点痰都没有	0 1 2 3 4 5	我有很多痰
我一点也没有胸闷的感觉	0 1 2 3 4 5	我有很严重的胸闷感觉
当我在爬坡或爬一层楼时，没有喘不过气的感觉	0 1 2 3 4 5	当我上坡或爬一层楼时，会感觉严重喘不上气
我在家里的任何活动都不受到慢阻肺的影响	0 1 2 3 4 5	我在家里的任何活动都很受慢阻肺的影响
尽管有肺病，我仍有信心外出	0 1 2 3 4 5	因为我有肺病，我没有信心外出
我睡得好	0 1 2 3 4 5	因为有肺病，我睡得不好
我精力旺盛	0 1 2 3 4 5	我一点精力都没有

附表 1-3　慢阻肺患者气流受限分级

GOLD 分级	FEV_1 占预计值百分比
1	$\geqslant 80\%$
2	$50\% \leqslant FEV_1 < 80\%$
3	$30\% \leqslant FEV_1 < 50\%$
4	$FEV_1 < 30\%$

附表 1-4　Borg 评分量表

评分	自我感觉（用力）	自我症状（呼吸）
0 分	没有感觉	一点也不觉得呼吸困难
0.5 分	非常非常轻	非常非常轻微的呼吸困难，几乎难以察觉
1 分	非常轻	非常轻微的呼吸困难
2 分	轻	轻度的呼吸困难
3 分	一般	中度的呼吸困难
4 分	有点用力	略严重的呼吸困难
5 分	用力	严重的呼吸困难
6~8 分	非常用力	非常严重的呼吸困难
9 分	非常非常用力	非常非常严重的呼吸困难
10 分	非常非常用力（极限）	极度的呼吸困难，达到极限

附表 1-5　静态平衡分级标准

分级	1 级	2 级	3 级	4 级	5 级
动作内容	单腿几乎不能平稳站立	单腿基本可平稳站立，但身体严重晃动，需要手臂张开保持平衡	单腿可平稳站立，但身体稍有晃动，偶尔需要上臂帮助	单腿可完全平稳站立，但持续时间较短	单腿可完全平稳站立，并可持续一段时间

附录 2

附录 2-1　慢阻肺高危人群筛查知情同意书

慢性阻塞性肺疾病（以下简称"慢阻肺"）是一种常见的、可以预防和治疗的疾病，以持续的呼吸道症状和气流受限为特征，是我国四大主要慢性病之一。在我国 40 岁及以上居民中，慢阻肺患病率约为 13.6%，已经成为我国居民健康的重要公共卫生问题。早期发现、早期诊断、定期监测、长期管理慢阻肺，可减缓肺功能下降，显著改善患者生存质量，有效降低患者疾病负担。

实施慢阻肺综合防控项目，目的是在 40 岁及以上社区居民中开展筛查，早期发现慢阻肺高危人群和患者，进而开展生活方式干预、治疗指导、随访管理等工作，以期降低慢阻肺发病率，减缓疾病发生、发展。在您决定参与之前，我们先向您说明参加这个项目的意义、内容、益处与可能的风险。您完全自愿决定是否参与或者中途退出本项目。

如果您参与本项目，将首先接受问卷评估、简易肺功能检查，如果您的筛查结果发现异常，在自愿的前提下，我们将组织您前往具有诊断资质的综合医院（包括医联体）或专科医院进行肺功能测试、胸部 X 线检查。其中问卷评估、简易肺功能检查、综合医院或专科医院的肺功能测试及胸部 X 线检查费用均由项目支付。

本项目涉及您的所有个人信息和检查结果，将和您的健康档案一起保存在您所在的社区卫生服务中心 / 乡镇卫生院，会严格保密。

您在参加本项目的过程中如有任何疑问，可咨询当地社区卫生服务中心 / 乡镇卫生院相关工作人员。

自我声明

我已经阅读本知情同意书，且已详细了解该项目的目的、内容、风险和获益，同意参加本项目。

　　签名：　　　　　　　　　　　　日期：

工作人员声明

我已向调查对象宣传和解释了这份知情同意书，他 / 她已理解并同意参加本项目。

　　工作人员签名：　　　　　　　　日期：

附录 2-2　慢阻肺高危人群筛查登记管理表

姓名		性别	1. 男　2. 女
出生日期	□□□□□□□□	身份证号	□□□□□□□□□□□□□□□□□□
文化程度	1. 小学及以下　2. 初中　3. 高中及中专技校　4. 大专　5. 本科 6. 硕士及以上		
职业	1. 农林牧渔水利业生产人员　2. 生产、运输设备操作人员　3. 商业、服务业人员　4. 机关企事业单位负责人　5. 机关企事业单位办事人员　6. 专业技术人员（教师、医生、律师、设计师、工程师等）　7. 其他劳动者　8. 无业人员　9. 家务人员　10. 离退休人员		
婚姻状况	1. 未婚　2. 已婚 3. 丧偶　4. 离婚 5. 未说明婚姻状况	本人电话	□□□□□□□□□□□
既往疾病史	1. 无　2. 鼻炎　3. 哮喘　4. 慢性支气管炎　5. 肺气肿　6. 慢阻肺 7. 慢性肺源性心脏病　8. 肺癌　9. 其他恶性肿瘤　10. 支气管扩张症 11. 肺结核　12. 冠心病　13. 脑卒中　14. 高血压　15. 糖尿病 16. 其他疾病，请说明_____		
问卷得分			
简易肺功能	1. $FEV_1/FVC \geq 70\%$　　2. $FEV_1/FVC < 70\%$　　3. 存在禁忌证，未进行		
是否为慢阻肺高危人群	1. 是　　2. 否		
登记人		登记日期	
是否到具有诊断资质的医院进行确诊	1. 是　　2. 否	诊断结果	1. 慢阻肺　2. 肺气肿 3. 慢性支气管炎　4. 哮喘 5. 其他_____
诊断日期			
诊断医院		诊断医院级别	1. 三级医院　2. 二级医院 3. 一级医院
是否参加健康讲座	1. 是　日期_____　　2. 否		
管理人			

附录 2-3 慢阻肺自我筛查问卷（COPD-SQ）

每 1 小题只选择 1 个最符合您的答案，参考评分标准积分，相加得总分。

问题	回答	评分标准	得分
1. 您的年龄？	40～49 岁	0	
	50～59 岁	3	
	60～69 岁	7	
	≥ 70 岁	10	
2. 您吸烟总量（包年） = 每天吸烟 ___ 包 × 吸烟 ___ 年	0～14 包年	0	
	15～30 包年	1	
	>30 包年	2	
3. 您的体重指数（kg/m^2） = 体重 ___ kg/ 身高 ___ m² [如果您不会计算，您的体形属于哪一类？很瘦（7），一般（4），稍胖（1），很胖（0）]	< 18.5 kg/m^2	7	
	18.5～23.9 kg/m^2	4	
	24.0～27.9 kg/m^2	1	
	≥ 28 kg/m^2	0	
4. 没感冒时您是否经常咳嗽？	是	3	
	否	0	
5. 您平时是否感觉有气促？	没有气促	0	
	在平地急行或爬小坡时感觉气促	2	
	平地正常行走时感觉气促	3	
6. 您目前使用煤炉或柴草烹饪或取暖吗？	是	1	
	否	0	
7. 您父母、兄弟姐妹及子女中，是否有人患哮喘、慢性支气管炎、肺气肿或慢阻肺？	是	2	
	否	0	
总分			

注：如果您的总分≥ 16 分，请与医生联系，进一步检查，明确是否患有慢阻肺。

附录 2-4　慢阻肺知识知晓调查问卷

姓名：	性别：	年龄：	身份证号码：

1. 在这次调查之前，您有没有听说过慢性阻塞性肺疾病或慢阻肺？
① 听说过　　　② 没听说过　　　③ 不确定

2. 在这次调查之前，您是否被乡镇卫生院或社区卫生服务中心或更高级别医院诊断为慢阻肺？
① 是　　　② 否　　　③ 不知道

3. 您以前做过肺功能检查吗？
① 是　　　② 否（无须询问第 4 题）
③ 不确定（无须询问第 4 题）

4. 肺功能检查结果显示您患有慢阻肺吗？
① 是　　　② 否　　　③ 不知道

附录 2-5　肺功能检查禁忌证

1. 若近 1 个月内有过呼吸道感染，建议推后 1 个月再检查肺功能。
2. 若筛查对象存在以下任意一种情况，须放弃肺功能检查：
（1）近 3 个月内接受过胸部、腹部和眼科手术；
（2）近 3 个月内有过心脏病发作，如心绞痛、心肌梗死、恶性心律失常等；
（3）近 1 个月内因心脏病住院治疗；
（4）近 1 个月内有大咯血；
（5）近 1 个月内发生过脑卒中；
（6）视网膜剥离史；
（7）正在接受抗结核病药物治疗或确诊为活动性肺结核；
（8）未控制的严重高血压患者（收缩压 ≥ 180 mmHg 或舒张压 ≥ 110 mmHg）；
（9）主动脉瘤患者；
（10）严重甲状腺功能亢进患者；
（11）癫痫发作需要治疗者；
（12）面瘫。

附录2-6　生活方式调查问卷

一、一般情况

1. 您家常住人口数：_____ 人

2. 去年您家全家收入是多少（指所有常住人口过去一年的收入总和，包括自产自食的农产品）？

① <1万元　　　　② 1~3万元　　　　③ 4~10万元
④ 11~15万元　　　⑤ 16~20万元　　　⑥ >20万元

二、吸烟及饮酒情况

3. 吸烟情况如何（指到目前为止至少吸过100支香烟）？

① 否，从不吸（跳转至问题8）　　② 是的，目前仍在吸
③ 以前吸，目前已戒烟（跳转至问题5）

4. 您现在平均每天吸多少支机制卷烟？（目前吸烟者填，填后跳转至问题7）
_____ 支/天

5. 如果您已戒烟，这次戒烟已持续多长时间？（戒烟者填）
_____ 年 _____ 个月

6. 促使您戒烟的一个最主要的原因是什么？（戒烟者填）

① 因为所患的疾病　　② 因为经济负担过重　　③ 担心影响今后健康
④ 家庭成员反对　　　⑤ 其他原因

7. 您是从什么时候开始吸烟的？
_____ 周岁

8. 通常情况下，您每周接触二手烟（指吸烟时，吸烟者呼出的以及卷烟末端散发出的烟雾）的天数是多少？

① 每天　　　　　② 平均每周4~6天　　　③ 平均每周1~3天
④ 没有　　　　　⑤ 不知道/记不清

9. 近一年内，您平均饮酒的频率如何？（包括各种酒类）

① 从不或几乎从不饮酒　　② 偶尔饮酒　　③ 经常饮酒　　④ 已戒酒

三、膳食习惯

10. 请回忆在过去一年中，您大概多长时间吃一次下面所列的各种食物：

请逐一询问以下食物	每种食物食用频次				
	每天	4~6天/周	1~3天/周	1~3天/月	不吃/几乎不吃
新鲜水果					
蛋类及制品					
乳类及制品					

11. 在过去的一年中，您大概多长时间吃一次辣食？

① 从不/几乎不吃（跳转至问题15）　　② 1~3天/月（跳转至问题15）
③ 1~3天/周　　　　　　　　　　　　④ 4~6天/周　　　　　　　　⑤ 每天

12. 您从什么时候开始习惯吃辣食？
_____ 周岁

13. 您通常吃辣的程度如何？
① 微辣　　　　　② 中辣　　　　　③ 特辣

14. 您通常食用哪种辣物原料？
① 辣椒制品（辣椒酱、辣椒油等）　　　② 干辣椒　　　　　③ 新鲜辣椒
④ 其他（咖喱或含辣味香料等）

四、生活习惯

15. 通常情况下，您平均每天睡几个小时（包括午休）：
_____ 小时

16. 最近 7 天内，您有几天做了剧烈的体育活动，像跳广场舞、做有氧运动或是快速骑车等？
① 无相关体育活动（跳转至问题 18）　　　② 每周 _____ 天

17. 每天您通常会花多少时间在剧烈的体育活动上？
① 不知道或不确定　　　　② 每天 _____ 小时 _____ 分钟

18. 最近 7 天内，您有几天做了适度的体育活动，像打太极拳或以平常的速度骑车？请不要包括走路。
① 无适度体育活动（跳转至问题 20）　　　② 每周 _____ 天

19. 每天您通常会花多少时间在适度的体育活动上？
① 不知道或不确定　　　　② 每天 _____ 小时 _____ 分钟

20. 最近 7 天内，您有几天是步行，且一次步行至少 10 分钟？
① 没有步行（跳转至问题 22）　　　② 每周 _____ 天

21. 每天您通常花多少时间在步行上？
① 不知道或不确定　　　　② 每天 _____ 小时 _____ 分钟

22. 最近 7 天内，工作日您有多久时间是坐着的？
每天 _____ 小时 _____ 分钟

23. 在夏季（6—8 月），您一天在户外待多长时间？
_____ 小时

24. 在冬季（12 月—次年 2 月），您一天在户外待多长时间？
_____ 小时

25. 在过去一年里，您多久在家做一次饭？
① 极少/不做　　② 平均每月做几次　　③ 1~4 天/周　　④ 5~7 天/周

五、疾病史

26. 您是否曾被乡/区级或更高级别医院医生诊断患有糖尿病？
① 是　　　　② 否（跳转至问题 29）

27. 您第一次诊断（发现）糖尿病的时间是？
_____ 年 _____ 月 或 _____ 岁

28. 您目前采取什么措施来控制或治疗糖尿病？
① 未采取任何措施　　　② 口服降糖药　　　③ 注射胰岛素

④ 降糖药和注射胰岛素联合治疗

29. 您是否曾被乡镇卫生院 / 社区卫生服务中心或更高级别医疗机构医生诊断为以下疾病？

逐一询问以下疾病	选项	首次确诊日期 / 年龄	是否接受治疗
冠心病	0= 否，1= 是	____ 年 ____ 月或 ____ 岁	0= 否，1= 是
脑卒中 / 小卒中发作	0= 否，1= 是	____ 年 ____ 月或 ____ 岁	0= 否，1= 是
高血压	0= 否，1= 是	____ 年 ____ 月或 ____ 岁	0= 否，1= 是
哮喘	0= 否，1= 是	____ 年 ____ 月或 ____ 岁	0= 否，1= 是
慢性阻塞性肺疾病	0= 否，1= 是	____ 年 ____ 月或 ____ 岁	0= 否，1= 是
恶性肿瘤	0= 否，1= 是	____ 年 ____ 月或 ____ 岁	0= 否，1= 是

附录 3

附录 3-1 慢阻肺高危人群随访记录表

基本信息

姓名：   性别：   出生日期：   年   月   日

身份证号：

居住地址：   省   县/区   乡镇/街道   村/居委会   号

Q1 生存状态：1. 生存   2. 死亡（跳至 Q3）   3. 失访（结束随访）

Q2 随访状态：1. 接受随访（跳至 Q7）   2. 拒访（结束随访）

        3. 迁移地址 _____ 省 _____ 县/区 _____ 乡镇/街道 _____

        村/居委会 _____ 号（结束随访）

Q3 死亡时间：_____ 年 _____ 月 _____ 日

Q4 死亡地点：1. 医疗卫生机构   2. 来院途中   3. 家中   4. 养老服务机构

        9. 其他场所   0. 不详

Q5 死亡原因：_____

Q6 ICD-10 编码：_____（结束随访）

预防、治疗与康复

Q7 近一个月内是否有戒烟意愿：1. 是   2. 否   3. 不适用

Q8 自上次随访以来，是否接受过戒烟治疗：1. 是   2. 否   3. 不适用

Q9 近一年来，是否接种过流感疫苗：1. 是   2. 否

Q10 是否接种过肺炎球菌疫苗：1. 是 最近一次接种为 _____ 年前   2. 否

Q11 自上次随访以来，是否参加社区运动康复课程：1. 是   2. 否

Q12 自上次随访以来，是否参加社区自我管理课程：1. 是   2. 否

综合评估

Q13 上次随访至今（近半年）是否进行过肺功能检查：1. 是   2. 否 近期肺功能检查结果：使用支气管舒张剂前 FEV_1/FVC _____，使用支气管舒张剂后 FEV_1/FVC _____ 检查时间   年   月   日

Q14 年龄（积分）：0～49 岁（0）   50～59 岁（4）   60～69 岁（8）

                ≥70 岁（10）

Q15 吸烟总量（积分）(如已戒烟，请回答过去吸烟情况)：

不吸烟（0）   0～14 包/年（1）   15～24 包/年（2）

25～49 包/年（3）   ≥50 包/年（7）

Q16 体重指数（BMI）(积分)：BMI<25.4 kg/m^2（5）   BMI 25.4～29.7 kg/m^2（1）

                 BMI>29.7 kg/m^2（0）

Q17 天气变化时您是否经常咳嗽：是（3）   否（0）

续表

Q18 您不感冒时是否也经常有痰：是（3）　否（0） Q19 您早上起床时是否常会有咳痰：是（3）　否（0） Q20 您是否经常憋喘：是（4）　否（0） Q21 您是否有过敏史：有（0）　否（3） Q22（不记分）冬季室内煤火取暖时间 _____ 年 工作中接触粉尘/刺激性气体：有 _____ 年　无 家庭成员吸烟：有　无 是否常有呼吸道感染病史：有　无 是否从事家庭烹饪：是　否 Q23 根据Q14—Q21，此次随访综合评估总分：_____
评价及建议：1. 高危人群，继续管理（<17分和肺功能检查正常） 　　　　　　2. 慢阻肺可疑人群，建议转诊（≥17分或肺功能检查异常） 是否需要转诊：1. 是　转诊原因：_____　转诊机构及科别：_____ 医院 _____ 科 　　　　　　　2. 否 下次随访时间：_____ 年 _____ 月 _____ 日 本次随访医生姓名：_____　　本次随访时间：_____ 年 _____ 月 _____ 日

附录3-2　慢阻肺患者随访记录表

基本信息 姓名：　　　性别：　　　出生日期：　　年　月　日 身份证号： 居住地址：　　省　　县/区　　乡镇/街道　　村/居委会　　号 诊断结果：　使用支气管舒张剂后肺功能检查结果：　　诊断时间：　年　月　日 Q1 生存状态：1. 生存　　2. 死亡（跳至Q3）　　3. 失访（结束随访） Q2 随访状态：1. 接受随访（跳至Q7）　　2. 拒访（结束随访） 　　　　　　3. 迁移地址 _____ 省 _____ 县/区 _____ 乡镇/街道 　　　　　　　村/居委会 _____ 号（结束随访） Q3 死亡时间：_____ 年 _____ 月 _____ 日 Q4 死亡地点：1. 医疗卫生机构　　2. 来院途中　　3. 家中　　4. 养老服务机构 　　　　　　9. 其他场所　　0. 不详 Q5 死亡原因：_____ Q6 ICD-10 编码：_____（结束随访）

综合评估

Q7 现在是否吸烟：1. 每天吸　　现在平均每天吸机制卷烟 _____ 支

　　　　　　　　2. 吸，但不是每天吸　　现在平均每周吸机制卷烟 _____ 支

　　　　　　　　3. 以前吸，但现在不吸（跳至 Q9）

　　　　　　　　4. 从不吸（跳至 Q9）

　　　　　　　　5. 不知道（跳至 Q9）

Q8 一般早上睡醒后多久吸第一支烟：1. 5 分钟以内　　　2. 6～30 分钟

　　　　　　　　　　　　　　　　　3. 31～60 分钟　　　4. 60 分钟以上

Q9 上次随访至今（近半年）是否进行过肺功能检查：1. 是　　2. 否（跳至 Q10）

肺功能检查结果：使用支气管舒张剂前 FEV_1/FVC _____，使用支气管舒张剂后 FEV_1/FVC _____

Q10 气流受限严重程度肺功能分级：1. $FEV_1 \geq 80\%$ 预计值

　　　　　　　　　　　　　　　　2. $50\% \leq FEV_1 < 80\%$ 预计值

　　　　　　　　　　　　　　　　3. $30\% \leq FEV_1 < 50\%$ 预计值

　　　　　　　　　　　　　　　　4. $FEV_1 < 30\%$ 预计值

　　　　　　　　　　　　　　　　5. 不知道

Q11 临床症状（可多选）：1. 呼吸困难　　2. 慢性咳嗽　　3. 咳痰　　4. 喘息和胸闷

　　　　　　　　　　　　5. 其他症状　　0. 无以上症状

Q12 自上次随访以来，因呼吸道症状加重去门诊或急诊看病 _____ 次

Q13 自上次随访以来，因呼吸道症状加重住院 _____ 次

Q14 生活质量评估测试（CAT）

对于以下每一项，选出最适合您目前状况的描述。

症状	评分参考	症状	分数
我从不咳嗽	0～5	我一直咳嗽	
我一点痰也没有	0～5	我有很多很多痰	
我一点也没有胸闷的感觉	0～5	我有很严重的胸闷感觉	
当我爬坡或爬一层楼时，我并没有感到喘不过气	0～5	当我爬坡或爬一层楼时，我感觉非常喘不过气	
我在家里的任何活动都不受肺部疾病影响	0～5	我在家里的任何活动都很受肺部疾病影响	
每当我需要外出时就外出	0～5	因为我有肺部疾病，所以我从来没有外出过	
我睡眠非常好	0～5	因为我有肺部疾病，我的睡眠非常不好	
我精力旺盛	0～5	我一点精力都没有	
		总分	

续表

Q15 是否有下列合并症（可多选）：1. 肺气肿　　2. 慢性支气管炎　　3. 肺癌　　4. 骨质疏松症　　5. 骨骼肌肉障碍　　6. 糖尿病　　7. 慢性呼吸衰竭　　8. 自发性气胸　　9. 慢性肺源性心脏病　　10. 缺血性心脏病　　11. 心衰　　12. 房颤　　13. 高血压　　14. 焦虑抑郁　　15. 感染　　0. 无并症及合并症　　88. 其他，请说明 _____

Q16 mMRC 呼吸困难分级：

呼吸困难评价等级	呼吸困难严重程度	简略描述
0级	只有在剧烈活动时才感到呼吸困难	费力才喘
1级	在平地快步行走或步行爬小坡时出现气短	走快会喘
2级	由于气短，平地行走时比同龄人慢或需要停下来休息	平路会喘
3级	在平地行走 100 m 左右或数分钟后需要停下来喘气	百米会喘
4级	严重呼吸困难以至于不能离开家，或在穿衣服、脱衣服时出现呼吸困难	稍动就喘

Q17 慢阻肺综合评估结果为 _____ 组

组别	特征		肺功能分级	急性加重/(次/年)		mMRC 呼吸困难分级/级	CAT 评分/分
	风险	症状		门急诊	住院		
A组	低	少	1~2	<2	0	<2	<10
B组	低	多	1~2	<2	0	≥2	≥10
C组	高	少	3~4	≥2	≥1	<2	<10
D组	高	多	3~4	≥2	≥1	≥2	≥10

预防、治疗与康复

Q18 近一个月内是否有戒烟意愿：1. 是　　2. 否　　3. 不适用

Q19 自上次随访以来，是否接受过戒烟治疗：1. 是　　2. 否　　3. 不适用

Q20 近一年来，是否接种过流感疫苗：1. 是　　2. 否

Q21 是否接种过肺炎球菌疫苗：1. 是　　最近一次接种为 _____ 年前　　2. 否

Q22 现在所使用的吸入药物（可多选）：1. 糖皮质激素（ICS）　　2. 肾上腺素　　3. 短效 β_2 受体激动剂（SABA）　　4. 长效 β_2 受体激动剂（LABA）　　5. 短效抗胆碱能药物（SAMA）　　6. 长效抗胆碱能药物（LAMA）　　0. 未用药　　88. 其他药物，请说明 _____

Q23 上述药物是否按医嘱规律使用：1. 是　　2. 否

续表

Q24 除了吸入式药物，口服或静脉应用哪种药物来改善呼吸道症状（可多选）：
1. β_2 受体激动剂　　2. 抗胆碱能药物　　3. 甲基黄嘌呤（茶碱、氨茶碱）　　4. 祛痰药
5. 抗氧化剂　　6. 止咳西药　　7. 抗生素　　8. 中药或传统药物　　9. 口服糖皮质激素
10. 磷酸二酯酶-4抑制剂　　0. 未用药　　88. 其他药物，请说明 _____

　Q25 上述药物是否按医嘱规律使用：1. 是　　2. 否

　Q26 自上次随访以来，是否进行了呼吸康复治疗：1. 是　　2. 否

　Q27 自上次随访以来，进行了哪些呼吸康复治疗（可多选）：1. 呼吸训练
2. 运动治疗　　3. 排痰训练　　4. 无创通气、长期家庭氧疗　　5. 营养支持
6. 心理辅导　　7. 自我管理方法指导

　Q28 是否需要转诊：1. 是　转诊原因：_____　转诊机构及科别：_____ 医院 _____ 科　　2. 否

　Q29 下次随访时间：_____年_____月_____日

　本次随访医生姓名：_____　　本次随访时间：_____年_____月_____日

附录 4

附录 4-1 医务人员专题小组讨论提纲

（1）请分别介绍您的姓名、职务、在"社区慢阻肺健康促进项目"中承担哪方面工作。

（2）卫生服务机构如何开展"社区慢阻肺健康促进项目"（如何组织基线调查、讲座、高危人群健康管理和自我管理小组活动及如何落实）？

（3）纳入项目的××人慢阻肺高危人群参与项目活动的积极性如何（哪些活动参与者多，哪些活动参与者少）？

（4）你们认为本社区的项目工作有哪些成功经验可以在今后的工作中加以推广（有哪些机制、做法）？

（5）在组织实施项目过程中遇到哪些困难（人力资源、经费、项目管理、社区居民的参与积极性、健康意识等）？

（6）如果继续开展"社区慢阻肺健康促进项目"，或将慢阻肺健康服务纳入社区卫生服务的常规工作，大家有什么建议（政策、服务内容、人员培训、具体操作等）？

附录 4-2 医务人员专题小组讨论记录表

市（区）：	主持人：
小组讨论地点：	记录员：
日期：	
座位安排形式：（标注主持人、记录员、每位小组成员的位置及编号）	

个人信息描述：

编号	姓名	性别	年龄	职务	在项目中负责/承担的工作
1					
2					
3					
4					
5					
6					
7					

访谈记录：（可加页）

附录 4-3　社区居民个别访谈提纲（干预社区项目参与者时使用）

（1）请介绍一下您自己（姓名、年龄、职业、家庭人口数、是否有医保/社保等）。

（2）您是怎么知道"社区慢阻肺健康促进项目"的？为什么会参加这个项目（主要出于什么考虑）?

（3）您参加过"社区慢阻肺健康促进项目"的哪几项活动（讲座、健康管理、自我管理等）?

（4）如果您参加慢阻肺自我管理小组，您认为活动时间多长合适？这些活动被安排在什么时间好？

（5）您参加过的项目活动中，您认为哪些活动组织得好？为什么？（您对哪些活动满意？为什么？）

（6）您参加过的项目活动中，您认为哪些活动组织得不好？为什么？（您对哪些活动不满意？为什么？）

（7）有哪些项目活动您没参加过？您没参加的主要原因是什么？

（8）您对社区慢阻肺健康服务有哪些希望和建议？（希望提供哪些服务？对收费有什么建议？对活动组织有什么建议？比如您觉得通过什么方式开展慢阻肺健康教育或其他服务，社区居民更愿意参加？）

附录 4-4　社区居民个人访谈记录表

省（市）：		访谈时间：	
社区：		访谈地点：	
访谈者：			
被访者姓名：		性别：	
年龄：		是否有医保/社保：	
职业：		家庭人口数：	
文化程度：			

访谈记录:(可加页)

附录 5

热身活动参考

第 1 次　相识

分组。

用三句话做自我介绍，自己的名字，目前的工作、事务、爱好。

第二人重复上一组员的主要内容，然后开始自己的介绍。

第 2 次　热身及作业回顾（抛球 / 毛绒玩具）

组织分享上次的家庭作业。以抛球 / 毛绒玩具的形式轮流介绍，球 / 毛绒玩具抛到谁那里，谁发言，然后再把手中的球 / 毛绒玩具抛给未发言的人。

第 3 次　热身及作业回顾（抓阄）

组织分享上次的家庭作业。以抓阄形式轮流分享，把所有组员的名字小条放到帽子里，抽出一位组员首先分享，然后该组员再抽出下一位发言人。

第 4 次　热身及作业回顾（抛球 / 毛绒玩具）

组织分享上次的家庭作业。以抛球 / 毛绒玩具的形式轮流介绍，球 / 毛绒玩具抛到谁那里，谁发言，然后再把手中的球 / 毛绒玩具抛给未发言的人。

第 5 次　热身及作业回顾（抓序号）

组织分享上次的家庭作业。以抓序号的方式按顺序分享，把写有序号的小条放到帽子里，请每位组员抽一张，按照序号顺序依次分享自己的家庭作业。

第 6 次　热身及作业回顾（抛球 / 毛绒玩具）

组织分享上次的家庭作业。以抛球 / 毛绒玩具的形式轮流介绍，球 / 毛绒玩具抛到谁那里，谁发言，然后再把手中的球 / 毛绒玩具抛给未发言的人。

第 7 次　热身及作业回顾

组织分享上次的家庭作业。每个组员用一个动物或物品来表示自己，将该动物 / 物品名称写在小条上放到帽子里，组织者抽取一张，请纸条主人认领，解释为什么这个动物 / 物品代表自己，然后分享上次的家庭作业。然后该组员再抽出下一位发言人。

第 8 次　热身及作业回顾

组织分享上次的家庭作业。每个组员分享后，请他 / 她吃一颗花生作为"奖励"。

附录6

放松训练指导语

放松训练包括三部分：腹式呼吸、肌肉放松、冥想。

今天，我将邀请您经历一种放松的感觉，您将一边聆听音乐，一边按照我的提示，做一些放松的练习。请您尽量让自己感到非常的舒适，可以松松您的皮带，拿掉您的眼镜。

首先是腹式呼吸。

轻轻闭上眼睛，深深吸一口气，屏住呼吸，然后慢慢地呼气，吸气——屏气——呼气。吸气时因胸腔充分扩张，膈肌下降使腹部隆起，呼气时腹部凹陷。平静而有节律地呼吸。吸气——呼气——吸气——呼气。

接下来是肌肉放松。

请试着皱紧眉头，我们焦虑的时候就是这样，然后慢慢舒展眉头，眉头肌肉放松，体会眉头放松的感觉。

请试着皱起鼻子，并保持，然后鼻部肌肉放松。

请紧咬牙关，我们生气、愤怒的时候就是这样，然后放松牙关、放松脸部肌肉。

现在，头朝后仰，后颈部感觉发热，保持10秒后放松。然后头倒向右边，努力使之触及右肩，保持10秒后放松。再然后，头倒向左肩，保持10秒后放松。完全放松颈部，放松后，微热和舒适感传遍颈部。

放松肩部肌肉：向上耸肩，尽量触及耳朵，保持10秒后放松，重复一次。双肩往背后扩，并尽量合拢以使其上背肌肉群紧张，保持10秒后放松。双肩向前并拢，保持该姿势10秒后放松，自己的呼吸变得轻松。

请双手握拳放在腰间，用力握紧保持10秒，放松。再次握紧，放松。

请双臂屈曲，使二头肌紧张，保持10秒后放松，重复一次。

双臂伸直，使三头肌紧张，保持10秒后放松，重复一次。

收紧腹部肌肉，保持10秒后放松，重复一次。

收紧臀部的肌肉群，保持紧张10秒后放松。

双腿夹紧，绷紧大腿肌肉，就像双膝盖紧紧夹住一个硬币一样，保持10秒后放松。

尽力绷脚尖，使小腿肌肉紧张，保持10秒后放松。

用力抬起脚尖，保持10秒后放松。

体会流入全身的放松感，与此同时，平静地呼吸。

从头到尾再来一次。

接下来是冥想。

想象自己躺在海边的沙滩上。沙子细细的、软软的，傍晚的海边很安静，远处的天空渐渐暗了，淡淡的红霞让您在清凉中感到几分温暖。我听到海浪在有节奏地拍打着岸边，我的呼吸随着潮涨潮退，一吸——一呼，一吸——一呼，潮水带走了所有的烦恼和疲劳。身下的沙滩是那样柔软，我的双手双脚向四方伸展开，把自己的重量完全交给了沙滩，感觉身体很轻很轻。海风轻轻地吹着，柔柔地拂过我的脸颊，掠过我的双耳，吹动我的头发。空气中夹着潮湿的咸味，偶尔听到海鸥在鸣叫，一两声，两三声，时远时近，若有若无。我的全身非常舒服，非常轻松……我已经很久很久没有这样舒适了，呼吸在放慢，越来越慢，越来越深，越来越沉……我什么都不愿去想，只愿这样沉沉地睡去……

<h2 style="text-align:center">身体扫描指导语</h2>

请把您的眼睛慢慢闭上，用一些时间来感受您呼吸的节律。当您准备好的时候，把您的注意力聚焦在身体的感觉上，特别是每当身体和椅子接触时的任何紧张和压迫感。在您每一次呼气时，请让自己全身放松，沉入您所处的座位上。

本次训练的主旨不在于改变什么或者感受不同的体验。在训练中，放松、平静的感受有可能发生，也有可能不会发生。本次训练的目的在于尽您所能地觉察，也就是当您把注意力放在身体不同部位时所觉察到的任何感觉。而当您发现自己走神时，慢慢地把注意力放回到您对身体的觉察上来。

现在，请把您的注意力放到腹部的感觉上来，慢慢地觉察您吸气时的任何感觉，再觉察一下您呼气时的感觉。用几分钟来感受一下吸气和呼气时的感受有怎样的不同。

当您的注意力和腹部的感觉联系在一起时，请把您的注意力慢慢向下移，进入您左脚的每一个脚趾之内。用一些时间关注左脚的大脚趾，注意大脚趾上所有不同的感觉。然后，让您的注意力渐渐转移到其他的脚趾，带着好奇心去发现每一个感觉的特点，也许您会发现脚趾与脚趾间的接触，微微发麻或有一丝温暖，抑或没有任何的感受。如果有些部位您发现不了任何感觉，请依然把自己的注意力放在那些部位上，等待任何可能会出现的感觉。

当您准备好时，想象呼吸的空气进入您的肺部，然后进入身体其他部位，您的左脚，直到左脚的每一个脚趾上。然后，再想象气息从您的脚趾一直向上，通过您的身体，从您的鼻腔呼出。再一次，吸气，让气息向下进入您左脚的每一个脚趾；然后，气息向上，通过您的身体，从您的鼻腔呼出。尽您所能用这样的方式感受您的呼吸几次。可能您会感到有些不适应，不要紧，请继续练习，带着放松的心情去感受。

当您准备好时，把注意力从对每一个脚趾的觉察中，转向对左脚脚心的感觉，带着好奇心觉察您脚底所有的感受。现在，把您的注意力放到您的脚背上，然后转至脚踝，感受脚踝的肌肉、骨骼和肌腱。

现在，把您的注意力放到您的小腿和胫骨上，感受一下纺织品和皮肤接触时的质感，或是肌肉的任何紧张和压迫感。现在向上到达您的膝盖，尽力去觉察这些区域的所有感受。在您的注意力向上到达腿部时，请您想象把自己的气息带入这些区域。

当您的注意力缓缓扫过身体，在发现身体不同部位感受的过程中，您可以把自己的注意力想象为聚光灯。如果有些地方很难发觉到的感受，请依然尽您所能把注意力维持在那里。现在，请您把注意力放到胯部，觉察那里的任何感受。也许您能发现自己的大腿如何靠在椅子上。

在这个训练中，您的注意力会不经意地从呼吸和身体感受中转移开。这是非常常见的情况，轻轻地回应一下它们，再觉察一下自己的注意力被转移到了什么地方，慢慢地把注意力拉回到身体的感受上来就可以了。

现在，把您的注意力转移到您的右腿部分，通过右脚，进入右脚的每个脚趾。想象气息向下进入脚趾，再向上通过身体，不回避脚趾上的任何感受，让它们在那里如实地呈现。接下来觉察您右脚的脚心、脚背，以及脚踝的感受。接着，把您的注意力放到小腿，并觉察在那里的任何感觉。现在，感受右腿的膝盖部分，如果您感受到这些部位任何的不适感，只觉察它们就可以了。现在，慢慢地把您的注意力引入右腿的胯部，感受那个地方的任何感觉。然后，向上到达您的骨盆和腰部，感受您是如何坐在座位上的。现在，把您的注意力放到您的锁骨，尽可能地去感受您所能发现的所有感觉。让您的注意力在您的背部、腰部，以及肩胛骨移动。感受一下那些和椅子相接的身体部位，有没有任何紧张或不适的感受。接着，把您的注意力放到您的胸腔和肩部。

当您感受到身体某个部位有紧张或其他强烈的感觉时，您也许可以尝试想象让气息进入那些部位，让您的注意力尽可能地进入那些感受。如果您发现自己走神了，或者被其他事物分散了注意力，抑或感到不安宁，请继续保持对那些感受的观察，告诉自己没关系，慢慢地把自己的注意力引回您身体的感受上来。

现在，引导您的注意力到您的左臂，并让注意力徐徐下行直到您左手的每一个手指，感受每一个手指接触到椅子或身体其他部位时的感觉。然后进入上臂和肩膀，注意任何的紧张和压迫感。现在，慢慢地把注意力移动到您身体的右侧，从手臂徐徐下降进入右手的每一个手指，单独觉察每一个手指的感受。注意是否有微微发麻的感觉，或者是想动一动它们的想法。注意是否某些手指的感觉比其他手指更容易被觉察到。现在，引导您的注意力进入您的右手手心、手腕、前臂和肘关节。然后，关注上臂和肩膀。让您的注意力进入颈部，感受那里是否有紧张和压迫感。现在，请您关注您的后脑勺。尝试一下是否能觉察后脑勺上的头发。现在，把您的注意力放到左耳，然后转移到右耳。再进入您的前额，探索一下您脸部的感受，您的眼睛、您的脸颊、您的鼻子。尝试一下是否能感受到呼吸的温度，并且觉察吸气、呼气时温度是否发生了改变。感受您的唇部、下巴，那里是否有任何的紧张和不适。现在，把您的注意力放到您的头顶。

好了，在您用这种方式扫描了整个身体后，花几分钟整体感受一下自己的全身，当您继续保持着对身体的觉察时，请您缓慢地挪动一下身子，动一动自己的手指和脚趾，轻轻地伸展一下身体，然后慢慢地睁开眼睛，让您的注意力放到整个房间以及您可以看到的其他人上。

附录 7

活动实施记录表

实施时间： 　　年　　月　　日　　□□:□□至□□:□□（第　　次）	
组长姓名：	助手姓名：
应到组员人数：　　　人　　　实到组员人数：　　　人 缺勤组员姓名和原因：	
实施过程记录： （实施过程中较好的做法、不足之处、特殊事件、典型案例、改善建议等）	